予防接種被害の救済

予防接種被害の救済

──国家賠償と損失補償──

秋山幹男・河野敬・小町谷育子 編

ポケット双書

信山社

はしがき

予防接種被害東京訴訟は、被害者六二家族による集団訴訟でした。一九七三年（昭和四八年）の提訴から全員の救済まで二六年を要しました。

一審の東京地裁は、二名の被害者についてのみ接種担当医師等の過失による国の国家賠償責任を認め、他のすべての被害者について憲法二九条三項の類推適用により国の損失補償責任を認めました。これに対し、二審の東京高裁は、国の損失補償責任を否定し、一名の被害者を除き厚生大臣の予防接種行政についての過失にもとづく国の国家賠償責任を認めました。そして、除斥期間経過を理由に敗訴した一名の被害者の上告に対し、最高裁は除斥期間経過を理由に請求権が消滅したとするのは正義と公平に反する、として破棄・差戻しとし、東京高裁で他の被害者と同様の賠償をする和解が成立しました。

提訴から全被害者救済までの経過は長い道程でしたが、被害者とその弁護士が権利実現のためにいかに戦い、裁判所がその使命をどのように果たしたかを示したもので、さながら「司法のドラマ」ともいうべきものでした。

この訴訟については二〇〇五年一〇月に裁判記録（『東京予防接種禍訴訟 上・下』信山社）が出版されていますが、本書は、その出版を記念して開催された社団法人自由人権協会主催のシンポジウム「予防接種被害の救済と司法のドラマ」の内容、シンポジウム資料、裁判記録掲載の弁護団座談会などを収録したものです。

国家賠償法の過失責任と適法行為による損失補償責任の法理論の谷間に放置された被害者をどう

救済するのか。訴訟による救済のみちすじが見えないまま二〇年の除斥期間が経過した被害者をどのようにして救済できるのか。東京高裁によって否定された損失補償責任の法理にもとづく生命・健康被害の救済は今後どうなるのか。本書は、このような問題を実際の訴訟に則して考えるうえで格好な教材となるものと思われます。

裁判による被害救済に関心を持つ多くの人々や、若い弁護士、司法修習生、ロースクール生、法学部生などに利用していただければ幸いです。

この裁判を原告団の代表としてリードし、上記シンポジウムにパネリストとして参加した白井哲之氏は二〇〇六年六月に急逝されました。内に秘めた情熱と穏やかな人柄で被害者の信頼を集めた白井氏の存在がなければ、長期にわたる裁判を戦い、「司法のドラマ」を生み出すことはできませんでした。この裁判が被害の法的救済を求める被害者ひとりひとりの強い思いに支えられてきたことを、改めて痛感します。また、信山社編集部の今井守氏には、本書の企画を出版の形にするまで大変お世話になりました。

二〇〇七年一月

編者　秋山幹男
河野　敬
小町谷育子

目次

本書の出版費用の一部は「予防接種被害救済基金」から支援を受けました。同期金は、予防接種被害東京訴訟原告団が社団法人自由人権協会に寄託したもので、予防接種被害救済のための訴訟等の法的手続や被害防止のための研究・出版活動に支出されています。

第一部　シンポジウム

予防接種被害の救済と司法のドラマ

――東京訴訟の経緯と争点

第一部　シンポジウム

予防接種被害の救済と司法のドラマ――東京訴訟の経緯と争点

主催　社団法人自由人権協会

〈パネリスト〉

宇賀　克也（東京大学大学院法学政治学研究科教授（行政法））

大　塚　直（早稲田大学大学院法務研究科教授（民法・環境法））

河　野　敬（弁護士・元予防接種被害東京訴訟弁護団）

白井　哲之（元予防接種被害東京訴訟原告団長）

〈司会〉樫尾わかな（弁護士・自由人権協会会員）

小町谷　「予防接種被害東京訴訟・裁判記録出版記念シンポジウム」にお越しいただきましてありがとうございます。私は、社団法人自由人権協会の小町谷と申します。

予防接種被害の東京訴訟について第一審から最高裁までの判決を振り返って、訴訟の争点などを議論したいと考えております。既に出版されております裁判記録の本（『東京予防接種禍訴訟 上・下』信山社、二〇〇五）に訴状はじめ裁判で提出された重要な書面が載っていますので、どのような訴訟であったのかご参考にしていただきたいと思います。

司会（樫尾）　本日司会を担当させていただきます弁護士の樫尾と申します。皆さんよろしくお願いいたします。

まず、パネリストの方々をご紹介させていただきます。予防接種被害東京訴訟の原告団長であられました白井哲之さんです。次に東京大学大学院法学政治学研究科教授、行政法専攻であられます宇賀克也さんです。早稲田大学大学院法務研究科教授、民法・環境法を専攻されておられます大塚直さんです。そして本訴訟について弁護団の一員であられました弁護士の河野敬さんです。

それでは、早速本題に入っていきたいと思います。まず、予防接種被害東京訴訟の訴訟提起に至るまでの経過、また被害の実情について元団長の白井さんからお話しいただきたいと思います。

■被害の深刻さ、放置されていた被害者

白井　ご紹介いただきました、原告団長をしました白井と申します。初めに、予防接種の被害がどのようなものだったのかは大部分の方は現実の問題としてご存じないと思いますので、この事件の初めの段階にどのようなことがあったかお

話しさせていただきます。

昭和四八年に私の次女の裕子が生後六か月の時、種痘接種後に亡くなりました。大変短い命でした。何が起こったのか正直分かりませんでした。大体、予防接種に事故があるということは知りませんでした。長女は極めて順調だったし、次女も全然問題のない子でしたから、何が起こったのか皆目見当がつきませんでした。医者のいろいろな説明の中に予防接種の副作用という話がありました。そうすると、ワクチンを接種したのは私の子どもだけではないはずだから、周りに何かあったのではないかということで保健所に聞きました。保健所は、大変お気の毒ですが一〇万人に一人ぐらいの割合で事故があります、という話でした。その事故というのは、私の娘の場合は死亡です。それを契機に副作用の状況を見ていくと、重度の脳障害のままの状態の人がかなりいることが分かりました。

実は、娘の事故の少し前に、事故のことを知る機会がいくつかあったのですが、結果的に私は事故の存在を知らなかったのです。東京で高田さんという方の大変重度の子どもさんについて、読売新聞記者の新聞記事が出ていたのです。私は大阪にいたこともあり、分からなかった。注意を全然しなかったわけではないが、もし分かっていたら、もっと注意しただろうという思いもあります。保健所に行っていろいろ話を聞いたときに言われたことの一つは、「お気の毒ですが」という言い方はしましたが、基本的には「他の人は事故に遭っていないから、あなたのほうに責任があるでしょう」ということでした。「特異体質」という言葉は、保健所やその他からその後いくども聞かされました。そして、公式には事故がないということを言いながら、実は事故の統計は取っていたし、医者の本には事故のことがいっぱい書いてあったのです。

それを知って、私は、事故が個人の責任にされるのは、これはおかしい、と思いました。そこで私は、私の体験を新聞へ投書しましたが、それが私が予防接種被害問題に動き出す切掛けになったわけです。インフルエンザ事故その他で動いておられた人たちから反応がありました。私の目には入らなかったけれども、事故はすでに数多く起こっていて、毎年十数名は確実に亡くなっていたのです。またその数十倍に当たる重大な事故が起こっていたのです。しかし、それについて役所は基本的には「事故はないのだ」と言うのです。でも、すべての予防接種に事故が起こっていたのです。

予防接種にはいろいろあります。種痘や三種混合ワクチンは、定期接種という言い方がありますが、強制接種として行われていた。それを二～十二カ月までの子どもに、非常に短い間隔でやらなくてはならないので、親は大変神経を使いながらやっていたはずです。私どももそうでした。けれども、そのような事故になってしまいました。その他に百日咳とかポリオ、腸チフス、パラチフス、インフルエンザなど予防接種ワクチンについて事故がないということはないということがだんだん分かってきたというのが実情です。

それに対して、それまでの厚生省を中心とした厚生行政とは何だったかというと、明治以来、学校教育やその他を通して、ともかく予防接種するのは国民の義務であるということを大変強く教え込んできたと思います。違反者には罰金という非常に厳しい姿勢でのぞみ、昭和二三年の予防接種法でさえ三〇〇〇円という大変高額な罰金を科すという状況がずっと続いてきたのです。学校教育を通して、学校に入るときに、そして入ってからも集団接種という方法で、予防接種そのものに対する過信とも言っていいくらいの強い体制の下に、我々国民は置かれてきたわけです。

しかし、その裏に死亡事故、重大な事故があることは知らせず、それにぶつかって見なければ分からないという状態でありました。そういう意味では、国の施策、やられてきたことに対して大変な憤りを感じました。子どもが何で死んだのか分からない。「特異体質」と言われるけれどもそうした覚えはないし、分からない。「特異体質」は、説明にして説明にあらず、という思いを大変強く持ちましたし、悔しく思いました。そして数年ならずして、種痘は世界から根絶されたと言うのです。予防接種は社会防衛のためと言うけれど、私の子どもは何のために生まれてきたのかという大変悔しい思いを今も持っています。存命ならば今は三六歳です。残念です。

そうした状況の中から、被害者の集まりをつくりました。資料集に高田さんの手記を載せていただきましたが、被害者の会を立ち上げて「全国予防接種事故防止推進会」をつくり、厚生省との交渉に入りました。社会的な反応としては、高田さんの記事の問題を含め、「武田のワクチン事件」という言い方をしますが、東京で起こった不良なワクチンの存在の指摘その他でパニックになり、結局、その年は定期接種中止という事態が起こりました。

国は何とか次の秋の定期接種の段階では接種したかったということで、とりあえず世論の沈静を考えて、まず事故があったということを認めました。当時の公衆衛生局長が、予防接種には重大な副作用が付きまとい、事故があるということははっきり認めたわけです。それに伴って予防接種の見直しを行うとか、救済制度を検討するということは言いましたが、当面やったことは見舞金制度をつくり、予防接種被害に当たるかどうかは認定委員会を発足させて認定するということで始めました。

厚生省は、データがない、という言い方をしました。明治以来、事故がずっと重なってきたけれども、統計はとっていたけれども、予防接種でどんな事故が、どういう状況であったのかについて検討がなされていないという状況だったのです。厚生省は全部、自分が撒いたものを自分で認める、そして見舞金制度をつくって補償するというように、事故の状況から接種の仕方から何からすべて関わっていたわけだから、そうするよりしょうがなかったということです。第三者機関の認定ではありませんが、我々は認定を受けるということで、ともかくそうした事故があったことを認めさせるというところまではいきました。

被害者の会の動きとしては、その段階では裁判までは考えていませんでした。裁判というものがどういうものになるかということについて分からないし、当時、医療裁判になれば負けるということは一般的な常識としてあったように思われます。ですから、裁判は避けました。

しかし裁判を起こしていた人もいました。その人の経験とすれば、因果関係が超えられない、ということでした。しかし三年ぐらい経ってから、認定委員会をつくって認定してきたのだから因果関係は超えられるはずだという議論が起こってきました。一〇〇〇名ぐらいの認定患者が出た段階で、それなりの基準もできたはずだ、我々も認定を受けている、裁判を起こすことによってこれから先の認定の網が絞り込まれるといった迷惑は起こらないだろうということもありました。それで、今の状況を前進させる必要があると思いました。つまり、国はとりあえず見舞金制度はつくったが、その先、重症の子供たちはどうやって生きていくのか、何の恒久的な対応もその段階では出されていないし、予防接種制度をどうするということも言わないわけです。

我々は三年間待ちました。その間、何度も国に陳情をしました。国が動かないから自治体にも請願をして独自の制度をつくってもらうとかいろいろ動きました。結果的に、どうも国は腰を上げないということで、その見極めをつけた推進会の有志が裁判に踏み切ることになりました。

そして、中平弁護士とめぐり会うことができました。中平さんは、医者だけの問題ではなくて、これは国の責任問題であること、医療裁判は大抵医者が被告に入っていたが、医者がいない医療裁判という形で、国により人権がおかされた、人権の問題という角度で、私たちの問題を受け止めてくれました。そのことが私たちにとっては大変ありがたいことでした。責任が個人のレベルの問題ではなくて、国全体の仕組みの中で起こったことだから国全体が受け止めてしかるべきであり、責任の所在を明らかにする裁判の形で進めるならば、それは大変結構なことだと思いました。また一方で、裁判を起こすことが一つのインパクトになって救済制度等ができればいいとも考えていました。

そうした形で進みましたが、正直言って裁判が終わるまでに二六年という長い時間がかかる裁判になるとは思いませんでした。裁判はどういう仕組みでやるのかも分かりませんでしたが、みんなが結束したことと、大変有能な弁護士たちにめぐり会うことができて、〝全員勝つ〟という、結果としては大変いい形で終わることができました。さらに一〇年たって裁判記録をまとめることもできました。こうして一つステップは踏み出しました。

しかし、重度の子どもは依然として重度でいるという現実の問題があります。亡くなった者は帰ってきません。そうした思いを抱きながら、今ここにいます。

司会（樫尾） 今のお話の関連で、被害の実情については配付資料の第二部2［シンポジウム資料2］と3［シンポジウム資料3］にもあります。次に、東京訴訟の概要とその経過について弁護団の河野弁護士からご説明いただきたいと思います。関連資料は1［シンポジウム資料1］になります。

■ 集団訴訟の提起と法の壁

河野　今では予防接種に被害が起きるということや、接種のやり方などについて非常に注意しなければいけないということはかなり知れわたった常識化したことだろうと思います。ただ、原告団の白井さんのお話にあったように、この事件が裁判になった当時は、今から考えると分かりにくいかもしれませんが、被害の認識そのものがなかなか得られない、つまり「遺伝」や「体質」の問題ではなく「事故」であることを認識できない状態であったということが、この事件が裁判として持っていた最初の困難さだったわけです。この裁判は最終的に長い期間かかりましたが、裁判を継続している中で、予防接種には重大な被害があるということも知れわたるようになってきたということがあると思います。

先ほどの話にありましたように、裁判が始まった段階では、やっと予防接種には被害があるということが問題となり、法律的な正式な制度ではありませんが、閣議了解という形で見舞金の制度を政府がつくりました。これは当時、死亡者、そして重大な後遺症の一級の人について二七〇万円という見舞金を支給するという救済制度をつくった段階でした。

被害者の人たちが後遺症者などに対する恒久的な救済制度を法律の形できちんとつくってほしいということを要求していろいろ運動していたわけですが、その動きが閣議で見舞金制度をつくった段階でパッタリ止まってしまい、先に進まないという状態になっていました。そこで、その状況を何とか打破しなければいけないと考えた人たちが訴訟を起こしたというのが、この予防接種被害の集団での東京訴訟だったわけです。

訴訟の極めて大まかな概略が第二部1［シンポジウム資料1］に出ています。そこに「医学上、法律上の困難な課題に取り組みつつ、第一審の判決まで十一年、控訴審の判決まで十九年」とありますが、「医学上、法律上の困難さ」というのは、予防接種の被害はどういうメカニズムで起きてくるかということが、現在も医学的に解明されていないのです。予防接種で起きる死亡、中枢神経系の重篤な被害は、予防接種以外の原因で起きる障害でも同じような障害が起きるわけです。したがって、予防接種によって起きたのかどうかということを証明することが大変困難です。メカニズムがはっきりしていないということの結果として、どうやったらそれを防げるか、つまり、結果をどうやったら回避できるかということについても医学的に解明されておらず、分からないということになるわけです。当時、法律的にも、予防接種の被害であると主張して裁判を起こそうとしても、まず、予防接種によって起きたかどうかという因果関係を乗り越えることができないで、そもそも責任の問題にまでいかないというふうにも言われていたのです。

この裁判が出発した時点で閣議了解による見舞金制度ができました。そこで曲がりなりにも、これは予防接種による被害であろうという認定の制度が見舞金給付の前提としてできたわけです。この訴訟の原告になった人たちは皆、認定を受けた人たちでした。

そうした点で、まず因果関係そのものは争われないで済むだろうと当初考えられたわけです。結果としては、国は救済制度では被害者と認めたけれども、法律上の因果関係を争うということで改めて争ったので、そこのところは訴訟上問題がありましたが、当初の段階では、因果関係はそれで一つのハードルは越えられているだろうということでスタートしました。ただし、先ほど述べたように、なぜ起きるかということが分かっていないので、どうやったら回避できたかということも分からない。ですから、責任があるとすれば一体誰にどういう責任があるのかということ自体がなかなか難しい問題だったのです。

この裁判は結局、国だけを相手にして訴訟を起こす組み立てになっています。それは、予防接種は、予防接種法に基づいて罰金という刑罰を科して、一定の年齢層の国民に社会伝染病が蔓延することを防止するために接種義務を課した上で行ってきました。国が法律の根拠に基づいて強制して行ってきたという特徴があります。そうした制度だから、いわゆる一般の病気で医者に行って治療を受けるという形で問題が起きてくる場合と違い、国の強制による接種を受けて、接種義務を履行することの結果としてごく少数の人に事故が起きてくるということです。したがって、その事故の責任をとるのは誰かを考えるとしたら、それは国以外にはないだろうということが、問題のそもそもの立て方だったわけです。

もう一つ、予防接種の医学的な特徴として、予防接種というのは免疫の反応を利用しているので、免疫反応の特徴として一定の割合で、例えば痘瘡に対する予防接種の種痘の場合一〇〇万人あたり二〇人くらい死亡、重篤な後遺症が起きると言われていました。健康上何の問題もない人であってもそうした割合で事故が起きてくる、しかも誰に起きてくるかが分からないという特徴があったわけです。

裁判としては、そのような性格の予防接種の事故について、国が法的に責任を負うとしてどういう責任を負うべきなのか、どういう理屈で責任を負うことになるのか、ということをめぐって、結局、長い年月争われたということになります。

細かい経過は第二部1［シンポジウム資料1］に出ているので読んでいただくことにして、この裁判の特色がそうしたところにあったということをまずお話ししておきます。

■ 裁判の争点と裁判所の判断

司会（樫尾） ありがとうございました。この訴訟で問題となりました法律上の具体的な問題の話に入る前に、判決の概要について若干触れておきたいと思います。第二部4［シンポジウム資料4］になります。ここでは東京訴訟を第1としてまとめて、その他の集団訴訟を第2としてまとめています。簡単な説明だけ申し上げます。
第一の東京訴訟の判決の内容については第二部5［シンポジウム資料5］のほうにもう少し詳しく載っています。ここではポイントとして、争点は大きく分けて「因果関係の問題」、「国家賠償責任の問題」、そして「損失補償責任の問題」があります。因果関係の問題については第二部6［シンポジウム資料6］に簡単にまとめてあるように、白木四原則に基づいて認めるということで、これは一貫しています。判断が分かれていたのは国家賠償責任と損失補償責任になります。

第一審においては、厚生大臣の故意・過失に基づく国家賠償責任は否定されていますが、損失補償責任については認めるという判断になっています。ところが控訴審は、損失補償責任のほうを否定して、厚生大臣の予防接種行政の過失に基づく国家賠償責任を認めるという判断になっています。しかしながら、ここでは全員が救済されるという形ではなく、一被害者については民法七二四条後段の「除斥期間」に該当するという理由で救済されないという結果になってしまっております。そのため、敗訴した一被害者本人とその両親については上告をして、これについては破棄・差し戻しという結果になり、最終的に東京高裁で和解が成立し、全員が救済されるという結論になっています。

その他の集団訴訟については第二に簡単にまとめていますが、名古屋、大阪、福岡があり、個別の訴訟として高松がありました。地裁段階では、高松以外は何らかの形での救済を図ろうという動きになっていますが、名古屋地裁が国家賠償責任を採用し、どのような理論構成かということについては判断が分かれている状況にありました。

さて、ここで問題になったこれらの点について、順番に検討、議論をしていきたいと思います。まず、「損失補償責任」の問題ですが、裁判所の判断が分かれていた点について宇賀先生からコメントをいただければと思います。

■予防接種被害と損失補償の法理

宇賀　東京訴訟の第一審が憲法二九条三項を類推適用するということで、損失補償の法理により救済を図り、また福岡地裁、大阪地裁においては憲法二九条三項の勿論解釈ということで、やはり損失補償の法理によって救済を図ったわけですが、なぜ損失補償の法理がここで持ち出されたか。その背景として、後で小樽種痘禍訴訟の話が出てくると思いますが、その最高裁判決前には、予防接種の集団訴訟においてすべての原告が国家賠償のルートで救済されることは困難だと見られていたわけです。この東京訴訟においても第一審判決では六二名の被害者のうち二名についてのみ医師等の過失を認めるにとどまっていたし、他の集団訴訟においても、名古屋地裁においては被害者二四名中一五名のみ、福岡地裁の場合には被害者九名中五名のみ過失が認められていました。また大阪地裁の場合には被害者四八名うち一名だけに過失を認めていたが、この場合にも因果関係が否定されています。

したがって国家賠償責任が認められなかったものを含めて全員を救済するための法理論の探求が大きな課題とされたわけです。そのためにドイツのアオフオップフェルング（Aufopferung）と呼ばれる法理なども参考にして、損失補償の法理によって救済を図ることができないか、過失が認められない場合のバックアップの理論として損失補償の法理が有効ではないかと考えられたわけです。

この東京地裁や大阪地裁、福岡地裁が損失補償の法理によって救済を認めたことは、私は非常に画期的なことだと考えています。日本の裁判所はしばしば制定法準拠主義という言葉が使われるように、実定法の文言を非常に忠実に解釈していて、それを柔軟に適用していくとか、あるいは実定法上救済の谷間が生じたときに、そこを解釈・運用によって埋めていくということに対しては一般的に消極的であると評価されています。

私は研究生活に入って最初に研究したのがドイツの国家補償でした。ドイツでは日本と同じように、違法で、かつ過失がある場合についての国家賠償制度が実定法制度としてあります。そして財産権を公共の用に用いた場合の収用補償の制度があります。そうすると、違法であるけれども無過失の場合が谷間になってしまうわけです。我が国でもそこは「国家補償の谷間」と言われています。ところがドイツは、連邦通常裁判所がその谷間を解釈によって埋めたわけです。これは非常に単純な論理で、適法な侵害であってすら補償が与えられるのであれば、〝いわんや〟ということです。〝いわんや理論〟という非常に単純な理論です。適法侵害においてすら救済され補償がされるのであれば、いわんや違法、無過失の場合には救済がされるべきである。ということで、裁判所はその谷間について「収用類似の侵害に基づく補償」という制度を判例で創造してしまったのです。ですから、その谷間が判例によって埋められてきたわけです。

今度は、判例がつくった収用類似の侵害に基づく補償という制度と、違法・有過失の場合の国家賠償制度を比較して、どちらが有利かということを検討しています。個々に見ていくと、違法・無過失の収用類似に基づく補償の制度のほうが有利な場合がある。そこで、違法で無過失の場合にもこの程度の救済が与えられるのであれば、いわんや違法・有責の場合には同じような救済のレベルが与えられるべきである。ということであり、実定法上の制度がある部分についても、また収用類似の侵害に基づく補償制度を拡張していくということで、裁判所が非常に柔軟に谷間を埋めていっているわけです。

そういう点からみると、日本の裁判所の法創造機能は非常に弱い、制定法準拠主義があまりにも強すぎると感じていました。この予防接種被害訴訟において裁判所が憲法二九条三項の類推適用とか、勿論解釈という形で、過失が認められない場合の谷間を埋めようとしたということは、日本の司法の歴史の中でも画期的なことではないかと思っています。

国家補償の分野では、立法当時予想されていなかった部分について救済するという例はあまりない。他に考えられるものとしては、国家賠償法の二条、公の営造物の設置管理の瑕疵の規定ですが、本来、営造物に物理的な欠陥があって、その利用者が事故に遭ってケガをしたという場合等に適用される制度です。大阪空港公害訴訟などでは、それを供用関連瑕疵ということで、物理的な瑕疵ではなくて事業損失、しかも利用者ではなくて周辺住民に生じる事業損失に国家賠償法二条を適用しました。裁判所の法創造機能の発揮と言えると思います。

この予防接種被害訴訟の憲法二九条三項の勿論解釈や類推適用はそれを超える、おそらく国家補償の分野で最大の裁判所による法創造機能であったと言っていいのではないかと思います。

ただ、先ほどもお話がありましたように、東京高裁は損失補償の法理ではなくて、国家賠償のほうで救済を与えたわけです。これはこれで高裁判決は高く評価しています。このケースで国家賠償の法理で救済を図り、厚生大臣の過失を認めて、そして予診の体制の不備を指摘して、その是正を促したということは非常に高く評価されるべきだと思っています。

しかし、問題はこれで損失補償の法理の役割は終わったというふうに見ていいのかどうかということだと思います。小樽種痘禍訴訟においては予防接種によって重篤な後遺障害が発生した原因として二つ考えられると言っているわけです。一つは被接種者が禁忌者に該当していたということ、もう一つは被接種者が後遺障害を発生しやすい個人的素因を有していたこと、この二つが考えられると言っています。そして、通常は、前者の可能性、つまり被接種者が禁忌者に該当していたという可能性が高い、だから予防接種によって後遺障害が発生した場合には、禁忌者を識別するために必要とされる予診が尽くされたけれども、禁忌者に該当すると認められる事由を発見することができなかったこと、あるいは被接種者が個人的な素因を有していたこと等の特段の事情が認められない限りは、被接種者が禁忌者に該当していたと推定するのが相当であると判示したわけです。

この当時の予診体制は非常に不備であり、そして昭和五一年九月三〇日のインフルエンザ訴訟の最高裁判決が求めている問診義務等に照らして明らかに不十分であった。したがって小樽種痘禍訴訟、そしてインフルエンザ訴訟の法理を使うと、当時の不十分な予診体制の下では容易に過失を認定することができるということで救済がされたわけです。

しかし、今後予診体制が整備をされてきて、もはや禁忌者に接種をしてしまったというような推定が働かなくなる場合も考えられなくはありません。その場合に、個人的素因を有していたということで救済しないでいいのだろうか。もちろん予防接種健康被害救済制度という行政上の制度によって、十分な救済が図られるということであれば、訴訟をわざわざ提起しなくても、行政上の補償制度で因果関係さえ認められれば救済するということになれば一番望ましいわけです。しかし、行政上の救済制度は財政的な制約もあって不十分なものに終わっているから、どうしてもそれを超える救済を訴訟で求める必要があります。そうなってくると、その場合にまた、損失補償の法理を過失が否定された場合に備えてのバックアップの理論として活用する余地はあるわけです。

私は東京高裁の判決自身は評価しているが、これによって損失補償の法理による救済が不要になったというふうには考えておりません。ですから、東京地裁や大阪地裁、福岡地裁の判決というのは、やはり非常に大きな意義を今後も持ち続けるのではないかと考えています。

司会（樫尾）　弁護団の河野弁護士からこの訴訟の展開、損失補償責任の判断についてコメントをいただけますでしょうか。

河野　宇賀先生のお話の中で、損失補償の法理というのは今後も重要ではないかというご指摘がありました。東京高裁判決では、賠償と補償の制度についていろいろ検討を加えており、憲法では一七条で賠償の制度、四〇条で刑事補償の制度を設けていて、財産権について二九条を設けている、そういうことに触れながら、結局、このような違法な結果を生じるものについて適法な行為を前提とする損失補償請求というのは憲法の予想するものではないという形で、一審判決の損失補償についての議論を退けています。その論理の妥当性というような点について、もう少しご説明いただければと思います。

宇賀　東京高裁は、本件のようなケースについては過失を認定できる、したがって国家賠償の法理で救済できるという前提で述べていると思います。

ただ、先ほど申しましたのは、仮に過失が認定されなかった場合に、それでは東京高裁の考え方ではそこが救済の谷間に落ちてしまい、救済されなくていいのかという問題がどうしても出てくると思うのです。ですから、東京高裁の判決は論理的・体系的にはできているが、過失がこの件では認定されやすかったので国家賠償の法理で救済したけれども、問題は仮にそれでも救済されなかった場合にどうなるのか。そこが救済の谷間ということで放置していいのかという問題が残るのではないか。

そのときには裁判所は、それは法の谷間だから制定法準拠主義でやむを得ないということで断念するということでいいのか。それともそういうときに裁判所は何らかの形で既存の法制度を類推適用するとか、勿論解釈するとか、そうしたことで救済をするというふうに踏み切るべきか。ということで、私はやはり、どうしても国家賠償の制度で救済されない場合には、ドイツの裁判所がそうであるように、裁判所は積極的に既存の制度をうまく類推適用、勿論解釈をして救済することが望ましいのではないかと考えています。

損失補償の法理を主張され、この東京地裁の判決を評価されている有力な学説がたくさんありますけれども、そういう学説も決して生命とか健康の収用を認めているわけではないのです。憲法二九条三項を類推適用するとか、あるいは勿論解釈するからといって、それでは公共の利益のために生命とか健康を収用してもいい、犠牲にしてもいいかというと、そうではなくて、あくまでも救済の論理のレベルです。社会防衛のために予防接種を義務づけた結果、誰かが悪魔のくじを引いてしまった。しかし、それを国家賠償の法理で救済できない。それでは、それを放置していいのかとなると、これはやはり財産が公共の利益に供された場合ですら、憲法二九条三項で補償されるわけです。損失補償の法理を、決して生命とか健康を収用していいということではなくて、救済のレベルで用いるべきだというのが損失補償の法理の考え方であると思います。それに対してこれを批判している学説も少なくないし、東京高裁もそうです。憲法二九条三項の類推適用、勿論解釈といったときに、それが生命・健康を公共の利益のためであれば犠牲にしてもいいのだというところにつながってしまう虞がある。確かにそういうことは絶対あってはいけないことで、それは損失補償の法理を擁護している学説も共通だと思います。ただ、どうしても救済のレベルだけでなくて、それが生命・健康の収用ということにつながってしまうのではないかという懸念から批判する説が出てきている。それもちろん理解できる点です。

ただ、どうしても国家賠償の法理で救済できない場合のバックアップというものを考えていく必要があり、そのときは救済のレベルの問題として損失補償の法理を活用するということはあっていいのではないかと考えております。

会場（秋山） 損失補償の議論を持ち出すときに、原告の方々がどうお考えになったか。それから弁護団がどう考えたのかをご紹介いただけますか。

白井 極めて率直に申しますと、損失補償で責任を認める場合には犯人がいなくなってしまう、誰が責任をとるのだ、というのは原告団の中では議論がありました。我々は、責任を誰がとってくれるのかということが非常に不明確になってしまう裁判というものには必ずしもそれでいいとは言い切れないという議論がありました。

河野 この裁判では原告側が憲法二九条三項の適用を主張して、一審判決はその主張を採用したという形になっています。ただ、その途中では、白井さんが触れたように、過失がないとしてもと言うことについて被害者たちは非常に抵抗があったと思います。非常に杜撰な予防接種であり、やり方においても接種の場で問診など全くなされていないということが多かったわけです。また、被害者が接種を受けた時代には注射でするワクチン、例えばインフルエンザのワクチンなどの場合に注射の針も筒も変えないまま何人も続けてやるということを平気でやっていたわけです。要するに、非常に杜撰なひどいもので、そもそも一人一人のことを考えての接種体制ではなかった。我々も準備書面に、「いわば家畜に焼印を押すように」と表現していますが、そのように行われてきたのが実情だったのです。そうしたひどい接種について、これは違法でないのかという強い気持ちが原告の中にはあり、そのために私どもがこの主張を出すにあたってはだいぶ長い準備期間を必要としました。

弁護団としては、いろいろな法律構成を検討していく中で、当然接種担当者の過失を前提とする国の責任を考えていたわけですが、どうもそれだけでは国の責任というところまで届かない。つまり、接種の法的な根拠、実施主体の問題もあったわけですが、さらに、過失に当たると考えられるような、例えば禁忌に該当する何かがあったということについて必ずしもそういう人ばかりではない。全く健康で、何の問題もないという人にも事故が起きるわけです。それから接種のやり方として、高裁の判決の結果として今はいろいろ制度が変わりましたので今とは違いますが、いわゆる市町村長が実施する機関委任事務（これも今は地方自治法の改正で変わっていますが）、国の事務として市町村長が実施する接種の他に、「勧奨」という国が勧めるという形で行われる接種があったし、それから開業医のところで接種義務を履行するという形の接種もありました。開業医で受けた接種は、接種義務をそこで果たすということはできるわけですが、しかし、開業医が国の公務員といえるかといえば、そうとはいえないというような問題があったのです。開業医接種の場合、個々の医師を訴えないといけないのかという問題があり、結局、問題の根源、つまり先ほど述べた予防接種の事故としての特徴を考えた場合に、やはり強制接種を実施している国が責任を負うという形で議論を立てないと難しいのではないかと弁護団としては検討したのです。

その検討の結果、国の法的責任を基礎づける考え方として、特別の犠牲が生じた場合に国の責任がある、それは憲法二九条三項を根拠に請求すべきだという構成をまとめたものです。ですから、当初は、被害者の心情とは必ずしも一致しない点があったということです。

司会（樫尾） ありがとうございました。それではもう一つの大きな争点である国家賠償責任について判断が揺れ動いたところを踏まえて、大塚先生のほうからコメントをいただきたいと思います。

■ 厚生大臣の行政上の過失と国家賠償責任

大塚 大塚でございます。私は民法・環境法を専攻しており、予防接種について特に詳しいというわけではなくて、今回、勉強をさせていただいたところでございます。宇賀先生が先ほど立て板に水のように明快にご説明いただきまして、特に申し上げることもあまりないのですが、民法の観点から少し補充をさせていただきたいと思います。

東京訴訟の高裁判決が国家賠償との関係で重要になってくるわけですが、こちらによくまとまっている資料があります。第二部［シンポジウム資料5］の五七ページ最後にあるように、「厚生大臣は、…禁忌を識別するための十分な措置をとらなかったことの結果として、現場の接種担当者が禁忌識別を誤り禁忌該当者であるのにこれに接種して、本件各事故のような重大な副反応事故が発生することを予見することができた」というように回避可能性を指摘して、過失があるという判断をしたわけであります。

これは、いわゆる組織上の過失を認めたと言われています。先ほど宇賀先生は、このケースは過失が認定されやすかったケースだとおっしゃいました。そのようにも言うことができますが、他方で、こういう形で組織上の過失を認めていったということは非常に特色のあるところであります。この議論に対してはすでに多くの評釈等がなされているわけですが、これは無過失責任に非常に近づけたものとか、あるいは強引な解釈論だとか、あるいは結果論にすぎない、という批判も全くないわけではありません。さらに、ここまで過失を客観化することはいかがなものかという議論もあり、むしろ損失補償でいくべきだという見解もあるわけです。

しかし、先ほど河野先生、宇賀先生もおっしゃっていたように、禁忌該当者について的確に判断をしていくシステムができていなかったということをもって回避の可能性があると判断をしたわけでも、こういう過失認定も十分にあってよいのではないかと思われるわけです。そういう意味で、この判決は非常に注目されるものだと思っております。

翻って、国家賠償法は、民法の不法行為法の範疇に入っていないわけではない。十分入っていって、特に特則として置かれている法律という面があるので、そういう観点からすると、民法との関係の議論もそれなりに重要性を持ってくるわけです。民法で似たようなものとして何があるかというと、使用者責任と国家賠償法一条はわりと似ているところがあり、民法七一五条と国家賠償法一条は親戚関係にあるようなものであります。しかし、いくつか違っているところは当然あるわけです。

民法でこれと似たものとしては、企業責任という考え方があり、下級審判決などで認められているところであります。企業責任については、もともとは我妻先生が戦前に、民法七一七条の拡張という形で企業責任を認めようとされた時期がありました。これは七一七条を根拠にして、土地工作物を工場などにも広げていくという議論であったために、我妻先生にしてはあまりにも大胆な解釈をされたということもあり、支持はあまり得られなかったということがありました。

これに対して、企業自体の七〇九条の過失を認めていこうという議論は、下級審の判決でもかなり取り入れられており、学説でも極めて有力的に主張されているところです。これは有機的統一組織体としての企業について、複数かつ不特定の被用者の、企業活動の一環としての行為に過失がある場合には、個々の被用者の具体的行為を問題とすることなく、使用者である企業自体に過失があるということで、七〇九条の責任があるとするのが直截簡明であり、相当であるという、カネミ油症事件の福岡地裁の昭和五二年の判決などに特に表れている考え方であります。

この議論は、かなり政策的価値判断の面が強いと指摘されており、必ずしも理論的ではないところもありますが、企業自体の過失というのが下級審ではかなり認められているわけです。しかし、これに対して最近、学説上有力な反対説も出ています。すなわち、こうした議論は法人の代表機関である故意・過失とは別に、法人自体の故意・過失があるとみているのだろうか、企業自体の七〇九条責任を認めた場合には、民法四四条とか七一五条はそれぞれ法人の機関とか被用者についての責任を問題にしているものですが、そうしたものを設けた趣旨に反するのではないか、また法人自体が七〇九条に基づいて責任を負う場合と負わない場合との区別の基準がはっきりしないのではないかという批判がなされています。

企業自体の過失を問題にする考え方は、東京高裁判決の組織上の過失という議論と近いところがあります。ただ、民法の企業責任の議論というのは、どちらかというと被用者の行為を特定できない場合、その証明を被害者にとっていかに楽にしていくかという観点からの議論であります。

東京訴訟の東京高裁判決の議論は、観点が少し違っており、むしろ組織上の過失というものをシステムとしての責任として認めていくべきではないかという議論ではないかと思います。ですから、観点が似ているところと少しずれるところとがあるように思います。

このようにシステムをつくり出したことについての責任を問うべきではないかという議論はドイツなどでも、組織上の過失の問題として行われており。そうしたことを我が国でも取り入れていくべきではないかという論議が最近なされているところです。その意味で、国家賠償の問題ではありますが、東京高裁のこの判決は民法のほうにも大きな影響を与える判決ではないかと考えております。

司会（樫尾）　この国家賠償責任の問題に関する裁判所の判断について宇賀先生のほうで先ほど若干触れられた面もありますが、今の大塚先生のコメントを踏まえてコメントをいただけますでしょうか。

宇賀　私は、東京高裁が厚生大臣の過失ということで組織過失を認めて、原告勝訴の判決を出したということは非常に高く評価しています。先ほど損失補償の法理についても評価すると言いましたが、この事件に関していえば、やはり国家賠償の法理で救済されるべき事案だったと考えています。損失補償の法理はあくまで将来仮に非常に高度化された過失すら認められなかった場合のバックアップとして意義が残るだろうという主旨です。

そこで、厚生大臣の過失についてですが、予防接種行政の組織過失を種々の観点から問題として厚生大臣の過失を問責する主張は、この東京訴訟に限らずいくつかの訴訟でされていたわけです。従前、名古屋地裁の昭和六〇年一〇月三一日の判決が、被害児三名について種痘年齢の引き上げの懈怠を理由として厚生大臣の過失を認めたような例がないわけではありませんでしたが、一般的には否定されてきたわけです。

しかし、予防接種禍集団訴訟で争われているような、予診の不備というのは、接種担当医師の個人の責めに帰すべきものというよりは、国の予防接種体制の組織過失というふうに見るほうが実態に適合していると思われます。

この東京高裁判決の認定によると、厚生大臣は、当時は接種率の上昇を重視して、副反応の問題に十分留意しなかったために適切な予診というにはほど遠い体制で予防接種を実施することを許容し、昭和三四年制定の予防接種実施要領では、医師一人あたりの一時間の接種人員を最大限、種痘で八〇人、種痘以外では一〇〇人と定めて、被接種者一人あたりの時間が、種痘は四五秒、それ以外では三六秒にすぎなくてもよいことにしていたわけです。しかも実際にはこの実施要領すら十分遵守されていない状況にあるということを認識しながら、これを放置していたというわけです。もっとも実施要領の八〇人、一〇〇人というのは最大限の数字だから、接種担当医師や国民の側で禁忌の重要性について十分理解していれば、より慎重な予診体制がとられていたかもしれません。

しかし、この東京高裁判決の認定するところによれば、予防接種が社会問題化した昭和四五年以前は、厚生省は接種禍の実態を国民に公表しなかったのみならず、接種担当医師に対しても情報を十分提供せずに、禁忌について積極的に周知を図る措置をとらなかったということです。我が国の集団予防接種体制の下では多様な専門の開業医が臨時に協力しているわけで、予防接種の副反応、あるいは禁忌について十分な情報が与えられていなければ適切な予診を行うということは期待し得なかったわけです。

最高裁が昭和五一年九月三〇日にインフルエンザの予防接種禍訴訟の判決を出しましたが、そこで接種担当医師の過失を認めたことが医師側の不満を買って、予防接種の協力拒否問題まで発展したことがありました。医師の側からすると、接種担当医師に責任を押しつけられてはかなわないという意識があったのではないかと思います。また接種を受ける国民の側でも、予防接種禍や禁忌の意味内容について事前に分かりやすく説明を受けていなければ、予診に際して必要な情報を進んで医師に提供するインセンティブは働かないことになります。したがって、予防接種禍についての情報提供の懈怠という面からも厚生大臣の過失を基礎づけうることになると思います。

東京高裁判決はこうした観点から、予防接種行政の組織過失としての厚生大臣の過失を認めたもので、これは非常に実態に合っており、問題の根源をついているということで高く評価できるのではないかと思っています。また、国家賠償のルートで解決を図ることによって、予防接種体制の不備を指摘して、その是正を促す一般予防効果という面からも、この判決は評価し得ると考えています。

司会（樫尾） それでは、東京訴訟の国家賠償責任に関する判断について、この事案特有の問題も踏まえて、弁護団はどのようにとらえておられたかを河野弁護士からコメントをいただけますでしょうか。

河野 訴訟の経過から言いますと、一審の東京地裁が憲法二九条三項の類推適用という画期的な判断を示しましたので、高裁段階で、私どもとしてもその判決をぜひ維持したいと考えていました。しかし訴訟の全体の行方ということを考えたときに二九条三項の法理、特別の犠牲であるということで補償をするというだけで、その後勝ち抜いていけるかということについては不安がないわけではなかったという状況があったかと思います。そのような時点で、平成三年四月一九日、小樽種痘禍事件についての最高裁の判決があったわけです。

その最高裁判決では、要約すれば、重大な後遺症、重大な事故が起きた場合には何かしらの禁忌に該当する問題があったというふうに考えるべきだということが言われていました。これは個別の訴訟に対する判断ではあるけれども、当時、東京高裁に係属していた東京の集団訴訟の行方も最高裁はにらみながらこうした判断を示したというふうに推測されました。私どもとしては、そのような角度からもう一度問題を組み立て直す必要に迫られたわけです。

その際に、先程から指摘されている、昭和五一年九月三〇日のインフルエンザ判決と小樽の判決と両方を踏まえた形で法律構成を考えるとした場合に、接種担当者の過失ということを前提として国の責任を問うという、その問い方は十分にできる。しかし、予防接種の実施の仕方は当時いろいろなやり方があり、この原告団の被害者もいろいろな形で受けていました。例えば開業医で接種を受けた人、そしてインフルエンザのワクチンのように勧奨接種で行われていたもの、そのような接種について、それでは接種担当者が国の公務員であるということを前提とした形で国の責任を問うことができるかということについては問題があったわけです。問題があったというのは、そういう形では敗訴者が出てしまう可能性が予測されたわけです。そのときに残るのは何かということを考えたときに、個々の接種担当者の過失を前提とするのではなくて、そのような禁忌該当者をきちんと除外するような仕組みをつくらなかった国の過失、厚生大臣を代表とする予防接種行政の過失というふうに問題を立てて、それは行政の責任であるということで国の責任に持っていくことはできないだろうかとして構成したのが、この厚生大臣の予防接種行政上の過失という議論です。東京高裁はこの法律構成に乗ったということだったと思います。

ただ、東京高裁の場合には、訴訟提起の段階ですでに二〇年を経過した人については民法の七二四条後段の「除斥期間」であるということで、権利がすでに消滅していたとして一家族だけ請求を認めなかったという結果になったのです。

司会（樫尾）　この国家賠償責任に関する裁判所の判断について、原告団としての受け止め方はいかがでしたでしょうか。白井さんのほうからお願いいたします。

白井　今、河野先生がお話しされたようなことがあったわけですが、国の組織としての過失であるといえないとだめだろうということがありました。我々の中では、その問題をもっと具体的にいえば、勧奨であったか、あるいは定期接種であったかという接種の法律的な性格の個別のレベルでもって判断が分かれて原告団が分断されるような議論になっても困る。そのためにはやはり国の組織としてのエラーであるということを主張してもらう必要があるとなったと思います。

ただ、そこまでいく間に、それでは今まで長い間の議論は何だったか、特に医療裁判めいた大変長い間の議論は何だったかというのはあります。つまり、一人一人を調べるためにずいぶん証言もしましたし、ご示唆もいっぱいいただきました。接種の量はどうだったか、間隔はどうだったか、あるいは本当に禁忌的な要素があったのかどうかという個別について調べてきたことについて、その部分ははっきりしなくなってしまうというところがあるわけです。種痘なら種痘、インフルエンザならインフルエンザというように、先ほどありましたように全部個別に、全部の疾病についてやりました。また、被害者の全員、接種の状況が違っています。時間も違えば、年齢も違う、一つとして同じケースがないわけです。これを集団としてやるためには、ということが弁護士さんとしては一番苦しんだのだろうと思います。

ですから、集団としての我々も一人ずつではだめかもしれない、だから医者を相手にしないで国というだけで出発していったわけです。その意味では、我々も損害賠償というときに、総体として組織として国の非であるということが、国が過失を犯したということが明示されるようなことにもっていかれたことは、最終的には大変よかったと思っています。

司会（樫尾） ありがとうございました。次の「除斥期間」の話に入る前に、損失補償責任、国家賠償責任を含めてここまでの議論について会場の方から何かご質問ご意見等ありましたら伺いたいと思います。

会場（吉原） 吉原と申します。原告団メンバーでした。私の子どもは勧奨接種に属するインフルエンザ接種の犠牲者で、昭和三九年一一月九日でございました。この裁判には初めのほうから関わっていて、そういう意味ではいろいろな感想がございます。大変難しい裁判であったということは我々もよく承知しており、その間に弁護士さんから大変なご努力をいただいたということで画期的な判決が得られたと思っております。

先ほど宇賀先生から、日本の法律家の場合には非常に実定法に対して忠実であるというお話がありました。融通が利かないという意味だと思いますが、そうしたことで法創造機能というものが視野の外にあって欠けている。それもそのように感じております。裁判の経過をみると、我々被害者にとっては、被害児が現に居るわけです。私の子どもは5年前に亡くなりましたが、まだ現在五〇歳ぐらいになる被害者もいます。その間、周囲の人が非常に困っているという実情があります。やはり国の動き、特に厚生省の知らしむべからずよらしむべしというような体質が昔は非常に強かった。ですから事故が起こってもうやむやにしてしまうというところがあり、それには心底から怒りを覚えているというのが実情であります。救済もろくな救済がない。法律論は長い間かかってもさっぱり進まないということでありました。

そういう実際に人のいのち、人命、生涯に関わること、それがなぜ救済ができないのか。それの裏づけとなる、例えば統計的な資料などもどんどん公表して、少しでも事故を減らすという努力が見えてこない。近頃はどうか知りませんが、我々が裁判を提起したころはそうした動きが非常ににぶい。だから何でもうやむやにして、例えば見舞金などもそうですが、見舞金の話を出してから法律ができるまで六年も七年もかかっている。その間に被害児はどんどん成長して、周りの手が一層かかるという状況なんです。

そういう意味で、これは法律上の問題であると同時に、社会的な意味の強い問題であるということになります。つまり、これからは被害者を出さないということが重要なのですね。そういう意味でどれだけの努力をしているのか、非常にもどかしくてたまらないという状況でございました。法律的にはしっかりやるということが必要であると思いますし、我々も損失補償というのは、背景的なバックグランドとしては考えられるけれども、やはり実際に国が動かなかったではないか。私の子どもが被害にあった一〜二年ぐらい前、被害は起こっていたではないか。それをもう少しちゃんとやっていれば、うちの子どもはこんな状態にはならなかったというのが、正直な感想なんです。だから、これは国の過失というものがあった。その過失を、組織的にまとめるものとしての大臣の過失を問うたというのは、ここらへんが一番妥当な線であったのかなと思っております。

司会（樫尾） ありがとうございました。他にご質問やご意見おありの方いらっしゃいますか。

会場（秋山） 弁護団の一員としてもう少し流れを分かりやすく解説させていただくと、一番最初に中平先生が受けたときは、とにかくこういうことが許されてよいはずはない、予防接種によって被害を受けたこと、被害が発生したらそれは即違法である、だから賠償すべきであるという、ある意味では、当然の議論で勝負を挑んだわけです。

途中から裁判所から、従来型のオーソドックスな形で、どこに国の過失があるのか、あるいはどこに接種医の過失があったのかということをきちんと主張しなさいと言われて、先ほど白井さんの話にもあったようにいろいろ細かい主張をしたわけです。第二部1［シンポジウム資料1］2(1)にあるように五つに整理して、①~⑤まで具体的な過失を主張したわけです。このほとんどは国自体の制度的な過失ですが、その他に接種医が禁忌を誤ったとか、決まっている量を間違って多量に接種してしまったとか、間隔を守らなかったとか、そうした個別の接種医の過失というものも主張したわけです。

ところが実際、そうした個別の主張を検討しても、禁忌があったことを見つけたいけれどもなかなか見つからないというようなことがありました。国が制度的にやるべきでない接種をしたことを認めさせるのはなかなか難しい。現実に考えられるとしたら、医者が決まりどおりやらなかった、そこに過失があるということが一番認められやすいのですが、禁忌を見つけようと思ってもなかなか見つけられない。過量の接種をしたという証拠もなかなかない。そうしたネックがあったわけです。

もう一つは、個別の医師に過失があったとしても、開業医接種などでは、その医師が国の公務員とは言えないという問題がありました。そこでは救済されないというネックがあったわけです。

そこで、損失補償を考え出した。ということで一審は損失補償責任を認めたわけですが、高裁をやっている間に、先ほど河野弁護士から説明があったように、禁忌というのは接種事故があったのならば禁忌があったものと推定すべきだという、極めて大胆な最高裁の判決が出ました。全員禁忌に該当していたと推定されるわけで、国家賠償の道が非常に大きく切り開かれたわけです。ところがそれでもなお問題なのは、個別の医師に禁忌を見逃した過失があるとしても国の責任を問えないという人たちが数名いました。これがネックになっていたわけですが、厚生大臣自体に過失があったとして救済したのが東京高裁の判決だったということです。

司会（樫尾） それでは、次の除斥期間の問題に移りたいと思います。除斥期間については、東京高裁は一被害者とその両親について適用としましたが、これを最高裁判決が適用を制限するという判断をしております。大塚先生からこの判決についてのコメントをいただけますでしょうか。

■ 民法七二四条後段と除斥期間

大塚　民法七二四条後段の期間制限についてどのように判断するかというのは民法においてもかなり重要な問題となっております。第二部7［シンポジウム資料7］に非常によくまとめていただいていますので、これを拝借させていただきます。

平成元年一二月二一日の米軍不発弾処理事件の最高裁判決が除斥期間について非常に画一的な表現で判断をしたということで、ここから七二四条後段の期間制限の問題が非常にクローズアップしたということがあります。

「裁判所は、除斥期間の性質にかんがみ、本件請求権が除斥期間の経過により消滅した旨の主張がなくても、右請求権が消滅したものと判断すべきであり、したがって、原告ら主張に係る信義則違反又は権利濫用の主張は、主張自体失当であって採用の限りではない。」としたわけです。

通常、信義則とか権利濫用は民法の一般原則であると考えられているわけですが、この議論は除斥期間を経過したら、民法の一般原則すら使えないのだという、つまり民法の一般原則よりも除斥期間は上にあると言ってもよいような判断の仕方をしたということです。それまでの学説は、七二四条後段は除斥期間だという説のほうがむしろ有力だったと思います。もちろん時効説もあったのですが、むしろ除斥期間だという説のほうが有力だったと思います。この判決が出て、学説はほとんど除斥期間説を放棄して、時効説のほうに移ったというぐらいインパクトのあった判決です。いい意味でのインパクトではありませんが…。

最高裁がこういう非常に画一的な判断をしたために、その後の下級審判決も、二〇年たったら請求権が機械的に消滅するのだとしたものが多かったわけですが、平成元年裁判とは事案が違うと言ったものもいくつかあるという状況でした。

昭和六〇年一〇月三一日の名古屋地裁の東海地方の集団訴訟の第一審判決は、権利濫用とか信義則によって二〇年たっても損害賠償の消滅を阻止できると言っており、この平成元年の判決より前ではありますが、しかし、最高裁はそうではないという一般論を展開してしまったということです。

平成四年の東京集団訴訟の控訴審判決も、先ほどご議論いただいているように、国家賠償責任を認めたわけですが、河野先生がおっしゃったように、被害児一名とその両親の請求については除斥期間の経過を理由に棄却した。この一名について上告がなされ、それに対する判断が平成一〇年六月一二日の最高裁判決であります。

この事件を簡単に申しますと、接種をしたのは昭和二七年一〇月であり、その七日後に痙攣や発熱が始まり、寝たきりの状態になったということです。

東京集団訴訟の第一陣の提訴が昭和四八年ですから、昭和二七年からみると二〇年たってしまっていたということです。被害児については両親とともに昭和四九年に東京集団訴訟に参加されたので、すでに二二年たってしまっていた。その当時すでに成年になっていたが、その両親が弁護士に訴訟の提起・遂行を委任して、この弁護士らによって第一審の訴訟手続きがなされたということです。

成年に達していたが、当時は「禁治産宣告」を受けていなかったということで、後見人も決めていなかったわけですが、第一審判決後の昭和五九年に禁治産宣告を受けられて、ご両親の片方が後見人になられたということです。後見人として改めて弁護士に訴訟の遂行を委任したのが昭和五九年一一月でした。

事案を縷々述べたのは、最高裁が民法一五八条という「時効の停止の法意に照らして」という言い方をして、二〇年経過しても損害賠償義務は免れる結果にはならないとしたためです。本件では、禁治産宣告が昭和五九年になされていて、一五八条によれば、不法行為の被告者が不法行為の時から二〇年を経過する前六カ月内において心神喪失の状況にあるのに法定代理人がないときは法定代理人が就職したときから六箇月を経過する1では時効が停止するということになります。これは除斥期間の問題ですが、その時効の一五八条の法意に照らして、七二四条後段の効果は生じないということを言ったわけです。

普通の理解では、最高裁は平成元年判決の極めて画一的な判断を維持しながら、その上で極めて限定的場面について時効の停止と同じように除斥期間の停止のようなことを認めたと理解されています。

ここで最高裁が著しく「公平」とか「正義」の意味に反するということを言っていることも興味深いところです。先ほど法創造という話もありましたが、ここも法創造と言ってもいいようなところがあり、最高裁が正義・公平の理念、あるいは条理という言葉も入っていますが、そうした言葉を持ち出して判断をするということは非常に稀なわけです。これは平成元年判決で極めて画一的なことを言ったから、後で大上段の議論をせざるを得なくなったということが全くないわけではないのですが、非常に画期的な判断をしたことになります。

ここで、著しく正義・公平の理念に反すると最高裁が言っている理由としては、権利の不行使に対して義務者が関与している。つまり、被害児が権利行使できなくなってしまった、寝たきりの状態になってしまったということ自体に対して義務者である国が関与しているというところにあると考えられています。

翻って考えると、民法の条文をつくるときに起草者が何を考えていたかというと、七二四条というのは前段が短期の時効で、後段は長期の時効と考えていて、除斥期間と考えていたわけではないのです。ところがその後、一橋大学の吾妻先生が大正の末か昭和初期にドイツの議論を取り入れて、七二四条の後段は除斥期間だという理論を展開されて、その後、学説で通説になっていき、判例にも取り入れられたわけです。平成元年の最高裁判決はそれを極めて画一的な形で集大成をしてしまったということです。しかし、権利濫用や信義則違反を主張自体失当と言ってしまったところに問題があるということで、先ほど申したように、学説から非常に批判を受けているところであります。今後、最高裁がどういうふうに動いていくかは興味深いところです。

毛色の違う問題になってしまいますが、最近、最高裁の筑豊じん肺訴訟の判決、水俣病関西訴訟の判決において、除斥期間の起算点を遅らせて権利の消滅を認めないという立場を採用しています。これにはいろいろな見方があるので、最高裁は平成元年の判決を動かしていないというのは、たぶんそのとおりだと思うけれども、動かしていないながらも、何とかあまりにも不当な判断をしないようにということで、予防接種の東京訴訟の最高裁判決のような一五八条の法意を使うような議論を展開したり、また、別な問題とも言えなくもないが、除斥期間の起算点を遅らせたりしています。これはご案内のように累積的、あるいは進行性の損害の発生について気をつけないといけないのは、最初の加害行為から二〇年以上たってから損害が発生するということさえ全くないとは言えない。そういう場合に、加害行為から二〇年たったら損害賠償の請求権が消滅するというのではあまりにも不当だということです。

そのように最高裁は平成元年判決を維持しながら、ある程度妥当な判断をしようと思って努力していると言えなくもないが、学説は時効説に立っていて、除斥期間説をとると、どうしても平成元年判決のようになってしまうのではないかと考えています。

話は変わりますが、平成一〇年の予防接種の最高裁判決のように、停止のようなこともできることになったので、あとは、時効と除斥期間の違いは何かというと、援用と中断ということになるわけです。しかし、援用は多くの場合、援用までしなくても主張はしているので、援用が必要か必要でないかというのはそれほど重要な問題にはならないだろう。それから中断は、これが最大の論点だと思います。法的安定性や社会における公益というのが、平成一〇年判決、あるいは平成元年判決でも問題にされているわけですが、除斥期間の最大の理由づけは何かというと、おそらく法的安定性とか社会における公益になるわけです。これは、全く否定するわけにはいかないかもしれませんが、わざわざ中断を許さないような期間制限を設けることにどれだけの意味があるかということを具体的に考えてみると、七二四条の後段は不法行為のときから二〇年ということですが、二〇年終了間際に例えば中断するということをした場合に、仮に中断が認められることがあった場合にどうなるかというと、その後は加害者とか損害は分かっているわけだから、その後は三年の時効の問題になります。そうすると最大二三年の期間制限ということになり、それ以上延びることは全くないとは言えないかもしれないが、現実的にはほとんどないと言えるのではないか。そのように考えていくと、除斥期間について中断を許さないということにどれほどの意味があるのかということもあるわけです。そうすると、最高裁のように、あくまで除斥期間だと考えて、中断もできないと考えることにどれほどの重要性があるのか疑問があります。

さらに、被告のほうが除斥期間の利益を放棄している場合、あるいは被告が原告の主張を承認している場合でも、最高裁の立場では除斥期間による権利行使制限というのを認めることになるわけですが、果たしてそれは妥当かという問題もあります。

さらに、最初に申しましたように、除斥期間によって画一的な判断をすることになると、客観的にみて信義則に違反するような状況を裁判所がつくり出すことになるかもしれない。むしろ一般原則が期間制限の議論に優越すると考えるべきではないかということだと思います。

そのように考えていくと、おそらく時効説のほうが正しいということになっていくだろうと思いますが、最高裁はおそらく平成元年の判決をできるだけ維持しようとするだろうから、これから先、どういう判例の変遷が見られるかというところが興味深いと思っております。

司会（樫尾） ありがとうございました。今の大塚先生のコメントを踏まえて、除斥期間の判断について宇賀先生のほうからもコメントをいただけますでしょうか。

宇賀 予防接種禍の東京訴訟の地裁、高裁、最高裁それぞれが別の意味ではありますが画期的な判断をしたという点で非常に注目される訴訟だと考えています。上告審で除斥期間の問題が争われたわけですが、平成元年の判決について大塚教授から詳細な紹介がありましたが、これに照らすと、正直いって上告審で勝訴するのは非常に難しいのではないかと考えておりました。しかし、平成元年の最高裁判決に対しては学界からも非常に批判が強かったし、また実際にこの事件について考えてみると、除斥期間だからということで画一的に救済を拒否することが不合理であるということは明白であると思います。最高裁は平成元年判決を、判例変更という形は取らず、信義則違反、または権利濫用であるという主張は、主張自体失当だと言ってはいるが、しかしやはり例外を認めざるを得なかったということだろうと思います。しかし、この例外も判決文からするとかなり限定的に読めてしまいます。ただ、裁判所も「著しく正義・公平の理念に反する」という言い方、それから「少なくともこのような場合にあっては」ということで、このような場合に限定するのではなくて、他の場合もあり得るというニュアンスで書いているので、今後これをもっといろいろと拡げていく余地はあるだろうと思っています。

この事件で河合裁判官は民法七二四条後段が除斥期間を定めたものなのか、あるいは時効を定めたものなのかということはともかくとして、損害の公平な分担という不法行為の理念に反するような特段の事情があるときには期間経過の一事をもって権利者の権利行使を遮断すべきではない、平成元年判決は変更すべきだということまで言われているのです。私は、この河合裁判官の意見に非常に共感を覚えました。

司会（樫尾） 第二部7［シンポジウム資料7］を作成した牧田潤一朗弁護士、資料の説明も兼ねてお願いいたします。

会場（牧田） ［シンポジウム資料7］については大塚先生から参照してご説明していただきましたので、皆さん目を通していただいたと思います。若干補足して申し上げますと、私がこの資料を作成する中で、最初は除斥期間の経過によって権利の消滅を認めなかったものを中心に見ていったのです。そして、この判決が出てから、それに影響を受けたと思われるのは、「エ　著しく正義・公平の理念に反する場合の適用制限」という形で、中国人の強制連行絡みで東京地裁、福岡地裁、また東京地裁ということで、平成一〇年判決以降、わりとダイレクトに正義・公平の理念に反するからということで除斥期間の適用を制限したものが三つほど見つかりました。ただ、それ以外はないという形でみていました。

もう少し調べていくうちに、どうも除斥期間の経過により権利の消滅を認めた判決の内容をよく読んでみると、平成一〇年判決以降、だいぶ詳細に「特段の事情」というものを検討するものが増えてきました。(2)からですが、訴訟の代理人が平成一〇年判決を引用して主張を始めたからだと思います。これに対して裁判所が、それまでは機械的に二〇年過ぎたからだめだという判決を下していたが、だんだん「この件は平成一〇年判決とは違うから」といったきちんとした理由を付けて判決を下すようになりました。特に(3)に引用している西松建設中国人強制連行事件第一審判決、中国人強制連行京都訴訟判決、中国人強制連行福岡訴訟控訴審判決などでは、どういう事情があれば平成一〇年判決で言った特段の事情というのが認められるだろうかということをかなりのページを割いて判断しています。結果的には、そこまでの特段の事情が認められないという形で終わってはいるが、平成一〇年判決の結果というのを、ただ結果だけで見るのではなくてどこまで特段の事情を考慮しているかという視点でみると、最近の下級審判決はだいぶ機械的な適用というのは避けるようになってきているのではないかと思っています。この資料を作成にあたって思い入れを込めたところです。

私は弁護団には加わってはおらず、今回のシンポジウムのお手伝いということで声をかけていただいて始めました。白井さんが先ほど、お子さんが生きていれば三六歳であるお話しされましたが、私もそのへんの年代ですので、他人事とは思えない気持ちで聞いておりました。特に最高裁の上告審は、たった一人の家族を救うために弁護団が力を合わせてこうした判決を勝ち取ったわけです。最高裁もその熱意に動かされたのではないかということを、資料をつくりながら思いました。

平成元年判決だけであれば、もし相談に来られたら私は、たぶん無理ですよ、という形で言ってしまったと思うのです。そこを無理とは言わずに何とか救おうとして最高裁に挑んでいった原告団、原告代理人の先生方に見習うべき点がすごくあるなと思っております。以上、感想でした。

司会（樫尾）　弁護団のほうから、この除斥期間の判断についてコメントをいただきたいのですが。

会場（吉原）　予防接種に関していろいろ問題点もありまして、古い話ですが、北海道で注射器打ち回しという事件がありましたね。ある特定の区域に集団的にC型肝炎が発生して、長い間かかって肝臓がんになります。これは除斥期間の問題とも関連しますが、裁判を提起したけれども敗訴になりました。どうして敗訴になったか、河野先生ご存じですか。この資料にもなかったので、あるいは因果関係のところで躓いたのかもしれませんが、そういう例は非常に確率性があると思うのです。ただし、人数がわりあい少なかった。集団予防接種は全国合わせると百何十家族でしょうか。それだけあって社会的インパクトもあった。北海道のものは人数の関係でインパクトはそれほどなかった。彼らは不運だったのかなという感じがいたします。いろいろ考えさせられます。

会場（秋山） 牧田弁護士からお褒めの言葉をいただきましたが、我々は最高裁で、こう言ってはなんですが、勝てるとは思わなかった。しかし二〇年やってきたわけですから最後までやろうということでやったわけです。教訓は、やはり裁判というのは最後まで諦めたらだめということです。上告しなかったらこの判決は出なかったわけです。六二名の被害者がいて、高裁で一人だけ救済されなかったので、お金を少しずつ出して最後は補填するというか、自分たちで救済したらいいのではないかという考えもありました。負けたら本当にそのように原告の方々はするつもりでいたわけです。表題に〝司法のドラマ〟と書きましたが、まさにそういう実感です。

白井 最高裁にいった方は実は我々の中で一番年齢の高い方でした。そして一審の判事が呉に出張尋問をしたのですが、一番初めに現状を見に行くということをやっていただいた方です。その方が最後になって一番苦しみ、一番大変だった人がだめと言われたのは肯けませんでした。こんなことが何で二〇年という、我々の裁判はすでに二〇年になっているではないか、よその裁判の結果でなぜ我々が左右されなければいけないのだというのが正直なところで、怒りを覚えました。そこで弁護団に上告をお願いし、また原告の方も了承してくれて、そしてがんばったということになったと思います。

河野 平成元年判決の除斥期間についての判断の判例変更は明示的にしていないわけですが、講学上、いわゆる黙示的判例変更と説明される判断方法があるといわれています。この上告審の判決は、実際には判例を変更したというような効果を持っているだろうと思います。明示的に変更するというようなことはしかるべき事案がきて、それについてなされるということが将来あるのかもしれませんが、少なくとももともとあった平成元年判決の最高裁の考え方を変更する第一歩を踏み出しているというのが、この上告審の判決の法律的に見た場合の大きな意味だろうと思います。

司会（樫尾） ありがとうございました。それでは、もう一つ残っておりました、因果関係の問題について少しだけ触れておきたいと思います。第二部5［シンポジウム資料5］1になりますが、近藤卓史弁護士から資料の説明も兼ねてお願いいたします。

■ 被害の認定と因果関係の判断

会場（近藤） 自由人権協会会員の近藤と申します。私は、東京の集団予防接種禍事件には関与しておりませんが、高裁判決以後、河野弁護士の下でいくつかの個別の接種事件に関わったという経験をふまえて、因果関係についての報告をさせていただきたいと思います。

因果関係についての裁判例は第二部6［シンポジウム資料6］にまとめてあります。まず、予防接種に関する訴訟には、集団予防接種の事件のように被害者が国に対して国家賠償請求または損失補償請求をするというケースと、もう一つ、この東京訴訟の提訴等の経緯から予防接種法上に被害救済制度というものができたわけですが、その被害救済制度についての不認定処分に対して取消訴訟をするというケースの二つがあります。

まず、損害賠償請求訴訟については、先程来説明がありましたように、因果関係については、裁判所は基本的に白木四原則を採用しています。元東大医学部長の白木博次博士が東京集団予防接種事件の法廷で証言をされて、予防接種の副反応事故というものは、医学的な解明できていない、なぜ起きるのか分からない、という特殊性があることをふまえて、白木四原則を提唱され、一審東京地裁ではそれがそのまま採用されました。東京高裁の控訴審でも、［シンポジウム資料5］1にありますように、訴訟上の因果関係、ルンバール事件をふまえても、予防接種における因果関係については、この白木四原則が合理的であるという形で、これを認めました。損害賠償請求訴訟、損失補償請求訴訟については、福岡でも大阪でもこの白木四原則が採られたということになります。

なお大阪、福岡等の一審段階では三原則というような定立もなされていますが、これは細かいことですが、白木四原則のうち「③副反応の程度が他の原因不明のものによるときよりも質量的に強いこと」という要件が、①の要件に吸収されて明示されていないだけで、基本的に因果関係の要件としては同じと考えていいのではないかと思います。

そして、東京高裁判決以後の個別訴訟においては、白木四原則のように要件を定立してそれに当てはまるかどうか判断するという判決もありますが、むしろ要件を設定しないで種々の事情から「総合的に判断して」因果関係を認めるという認定になっていったように思います。以上が損害賠償請求訴訟における因果関係の判断です。

もう一つ、被害救済制度についての因果関係をどう考えるかということについてですが、第二部6［シンポジウム資料6］Ⅱ3(1)にある仙台インフルエンザワクチン被害医療者訴訟で、これがおそらく最初の判決だと思いますが、三原則というような形で定立されました。そして基本的に行政訴訟においてはこの三原則、最初に掲げた仙台の訴訟における三原則が採用されています。

要件だけをみると、損害賠償請求の場合の因果関係と被害救済制度についての因果関係の要件はそれほど差がないように見えます。しかし、第二部8［シンポジウム資料8］に東京高裁判決後の個別事例の資料がありますが、例えば⑤の事件、実はこの事件には私も関与しましたが、この事件は行政訴訟のほうが先行して、被害救済制度については因果関係があることが認められて確定しました。その確定した後に損害賠償および損失補償請求を起こしたという事件なのですが、国はこの後の訴訟でも因果関係について全面的に争ってきました。

被害救済制度については、不支給決定を争う関係で被告は市町村長ですので、不支給決定の行政訴訟の被告は国ではありません。実際は［シンポジウム資料6］Ⅱ2⑷（救済制度の手続き）の図にある、厚生労働大臣の不認定の違法性を争うのですが、直接の被告は市町村長ということで、被告が違います。ですから形式的に行政訴訟の判決の既判力は及びません。また、被害救済制度のほうは、「因果関係の判定に当たっては、蓋然性が証明されれば足りる」とされ、一方損害賠償請求訴訟のほうはルンバール事件にあるように「高度の蓋然性」が必要ということになると思います。しかし、そうは言っても我々は因果関係を争うことはないだろうと考えていました。けれども、国は因果関係を全面的に争い、新しい証人を立て、全く一から争うことになりました。膨大な時間と労力がかかりましたが結論としては、裁判所は損害賠償請求訴訟のほうについても因果関係を認定しました。

このように、実際上の認定について、違いがあるとは思いませんが、国は、被害救済制度と損害賠償請求訴訟は拠って立つところが違うという理論で、因果関係について今述べたような対応をしているということをご報告させていただきます。

司会（樫尾） 因果関係について、大塚先生からコメントをいただけますか。

大塚 二点ございます。第一に、今おっしゃったこととの関係で教えていただきたいことがあります。レジュメにも出ていますが、白木三要件、あるいは四要件に関して被告のほうに立証責任を、負担させていると思われます。これは因果関係の証明責任の一部を転換したのか、あるいは推定のようなことをしたのかということになると思いますが、必ずしも判決によって一致しているわけではないようなところもあり、その点について教えていただけると大変ありがたいと思います。

第二点にコメントです。今お話がありましたように、行政上の救済制度における因果関係と、損害賠償についての因果関係の判断を少し変えているのではないかということで、救済制度のほうは蓋然性で足りるとし、損害賠償のほうは高度な蓋然性を要求しているということです。損害賠償について高度な蓋然性を要求するのはルンバール判決があり、それが確定してしまっているのでなかなか動かないところですが、救済制度のほうは、普通は楽に認めるということを予想しているので合理的な整理だと思っております。

この点については蛇足ですが、今また問題になっていますが、水俣病の場合は逆転しているところがあり、水俣病の公害健康被害補償の認定はある程度厳格だというところが残念ながらあります。それは一六〇〇万円以上の救済が得られるということになっていることも関連しているかもしれませんが、最高裁は原審の高裁の判決を維持して、むしろ判断基準を損害賠償については変えるということをしたので、必ずしも因果関係とは言っていないのでそう見るべきかどうか問題がありますが、結果的には、損害賠償のほうを少し楽に認めて、行政上の救済制度である公害健康被害補償法の認定のほうは厳しくという整理をしたかに見えるような判断をしたのです。この点については予防接種のほうがリーズナブルだと思います。蛇足ですが、興味深いところです。

司会（樫尾） 大塚先生からご指摘があった点についてお願いいたします。

河野 まず、予防接種について因果関係が問題になるのは、一番最初に申し上げたように、予防接種によってどうして死亡、重篤な神経系の障害が起きるか分かっていないということなんですね。大塚先生が、不認定の取消訴訟の場合の要件というのは蓋然性で足りるということになっているので、これで妥当ではないかということだったのですが、要件を抽象的に基準として考えた場合にはそう言えるかと思います。しかし、実際には、ここで問題になっているケースはすべて非常に希有な症状が起きている場合なのです。ですから、もともと非常に難しい症状です。

例えば浦和のケースの場合には、ジストニアという症状が出てきています。これは大脳基底核といって脳の一番深部の錐体路と錐体外路という神経の束が通っているところがあり、そこは体の筋肉を動かす神経が通るところのようです。そこがダメージを受けて、自由に体を動かせなくなるという症状です。現にこの被害者は瞬きもできない、寝たきりの状態です。顔を動かそうとしてもその方向に顔を動かすこともできなかったり、逆のほうに動いてしまったり、手を動かすこともできない。要するに、自分で自分の体をコントロールできない。もちろん、しゃべることもできない。声帯や呼吸も筋肉がコントロールしているわけで、それをコントロールすることもできないので話もすることもできない。そういう状態になってしまっているわけです。ただ、小学校六年ときにインフルエンザの予防接種で被害を受けたので、知能はダメージを受けていないが、話は全くできないという状態なのです。

そういう症状というのは、この場合にはインフルエンザワクチンによって遅延アレルギー型反応という反応が起きて発症したと考えられるわけですが、同じような症状は、原因不明でも発症します。ただ、「遺伝」とか「特異体質」というのは注意しなければいけない言葉です。要するに、説明できないということの言い訳にすぎない場合が多い。原因が分からないで、そうした症状が起きることもある、そういう病気もあるわけです。

その場合に、これはもともとそういう人だったのだ、という反論が必ず出てきます。予防接種によって起きたわけではないだろう、それを証明しろ、ということを言われるのが訴訟現場での因果関係の問題なのです。考えてみていただけば分かるように、これは非常に難しいのです。つまり、ワクチンを接種したという事実ははっきり言える場合が多いわけですが、それ以上に、このような症状が起きて、理論的に現在の神経医学や神経病理学などいろいろな医学の知識からそういうメカニズムも考えられ得るということは言えるけれども、本件の場合に、その人がワクチンによってそうなったかどうかということを証明しろと言われても、これはどうやってもできないところがあります。そういうときに原告の側がどこまで立証すればいいかというのが、この因果関係の問題になってくると思います。

損害賠償の場合と言葉の使い方は一見違うように見えますが、基本的な考え方というのは、ルンバール事件の高度な蓋然性ということも含めてかなり共通していると思う。それは、ワクチンの接種があって、その後に相当の期間内に後遺症として考えられ得るような症状が出てきているということ、他に原因が考えられない、そしてワクチンの接種があってその後に今までないような症状が出てきている。いろいろな学問的な成果を踏まえると、そのこと自体は解明されていなくても、そういうメカニズム、そういう症状が起きることは考え得るだろうということを考えられる、というのが白木四原則であります。言い方は違うが、それを少し緩めた形になっているのが不認定の取消を争う訴訟での因果関係の裁判所の判断だと思います。

いずれにしてもワクチンの被害というのは、ワクチンの種類によっても現れてくるものが違うし、起きてくる場所が大脳に起きてきたり、大脳基底核に起きてきたり、即時型アレルギー反応という形、つまりアナフィラキシーショックのような形で出てくる場合とか、遅延型アレルギー反応という形で非常に長い時間かかって出てきたりするものもあります。狂犬病ワクチンの場合は一二〇日ぐらい後に発症した例があるようです。そうしたものがあり、ウィルス血症型というようなウィルスが体内で増殖するような形のものなどいろいろなものがあるので、白木四原則のような表現になっていますが、そういう因果関係を判断する物差しとしてはどういうことを考えるかは非常に難しい問題であったということがあります。

おわりに——判決のインパクト

司会（樫尾） 最後に、パネリストのほうから総括として一言ずつお願いしたいと思います。宇賀先生からお願いいたします。

宇賀 先ほど若干舌足らずだったけれども、憲法二九条三項の類推適用説といっても、決して東京地裁は二九条三項だけに依拠しているわけではなくて、むしろ憲法一三条、一四条、二五条によって被害者が救済されるべきだということを言っています。では、その損失補償請求権をどこから導くかというときに現在、憲法二九条三項に基づいて損失補償請求ができるという請求権発生説が通説判例になっているものですから、それを援用したということです。その点を補足させていただきたいと思います。

それから、いかに当時の予診体制が不備であったか、そしてそれによって事故が起こったかということについてですが、決して東京高裁が過失を認めたのが厳しすぎるということではなくて、これは東京高裁判決自身が認定していますが、慎重な予診体制をとってきた渋谷区の予防接種センターでは、昭和五二年まで約九〇万件の予防接種を実施して、重篤な副反応が皆無という実績があるのです。ですから、やはり予診体制がしっかりしていれば防げた事故だろうと言えるということです。

最後に、この訴訟をみて感じることですが、これは他の、例えばサリドマイドやクロロキンといったような薬害訴訟と共通する問題として情報公開の問題があるということです。予防接種についても事故情報が早期に開示されていればもっと早く対策がとられて、被害を未然に防止することは可能だったはずです。やはり情報公開がなされていなかったということが、こうした事故を拡大させたということを痛感いたしました。

司会（樫尾） ありがとうございました。大塚先生お願いします。

大塚 私も今回予防接種禍の訴訟に関して勉強させていただきまして大変ありがとうございました。この訴訟は、過失、因果関係、除斥期間について、いろいろな形で従来の判例を変えてきたということになると思います。今からいえば当然の判決ということになってしまうかもしれませんが、おそらく当時としては予想できなかったような判決を弁護士の方々が非常に苦労されてここまで来られたと思います。長い時間かかったわけですが、そのご努力に敬意を表したいと思います。

司会（樫尾） 河野先生お願いします。

河野 この裁判は、被害者・原告の人たちは結局、裁判所が最後の拠り所だったわけですね。それこそ司法に、裁判所に、先ほど出たように賠償と補償の谷間に置かれて、結局何の法的な救済も得られない、見舞金が出ればそれでいいだろうという状態に置かれていた中で、これではだめだ、ちゃんとした、恒久的な被害対策がなされなければいけないと考えた人たちが、裁判所しか頼るところがなくて訴え出た。それに対して裁判所が正面から応えてくれたという意味で、結論として、原告の人たち全員に法的な救済が得られたという点で、裁判所も、原告の代理人である私たちもそれぞれの役割を果たせた事案かなと思っています。

原告の人たちだけでなくて、一九九二年の東京高裁判決の後に、予防接種法の大改正が行われました。それは東京高裁判決が問題点として指摘したいろいろな予防接種制度のあり方、不備の点、問題の点を直して、まず第一に予防接種の接種義務がなくなって、予防接種を受けるように努める義務という形になりました。実際は、自発的に判断して受ければいいという形に変わったわけですが、そうしたことをはじめとして、救済制度についても非常に手厚い制度ができました。予防接種法の大きな改正があったために、原告でなかった人たち、予防接種の被害者はすべてこの東京高裁判決のメリットを享受できることになったわけです。そういう意味でも、この裁判の果たした役割は大きかった、それこそ〝司法のドラマ〟ということは、そうした意味があろうかと思います。

司会（樫尾） 最後に白井団長からお願いいたします。

白井 いろいろなことを見てきましたが、ともかく裁判を二五年、二六年やってきた者から言わせますと、大変長かったけれども実りも大きかった。そして今、河野先生の話にあったように、裁判に加わらなかった人たちにも救済の手が、あるいは予防接種そのものもやり方を変えるという状況をつくり出すことができた。これは子どもの死、また多くの苦しんできた子どもたちを生かすことになったと思っています。社会的に生かすことができるようになったことを、私はがんばってよかった、親たちも皆一生懸命がんばってよかったと思っていると思います。

ただ、長い裁判というのは、裁判をやるなというのと同じだと思います。こんなにかかることが初めから分かっていたら、たぶんやりません。三年か、五年か、そんなことも思わないでもなかったけれども、まさか二〇数年とは思いませんでした。これは司法にかかわる人に考えていただきたいと正直思います。論証の難しさ、確かに議論すべきことを重ねてきた結果、時間がかかったのは確かです。そのまた時間が解決していったものもずいぶんあったと思います。世の中の動向はだんだん私たちの主張を理解してくれる方向、私らを有利に導いてくれる方向に動いたと思います。そして補償は私たちだけではなくて、水俣とかあのころ起こってきたいろいろな薬害裁判、公害裁判と無関係ではないと思っています。ですから、そういう人たちの呼びかけに、私たちも参加したかった、ですけど全国に散っていて、子どもを抱えて、とてもそういう状況はつくり出されなかったんですが、ただ、気持ちの上では支援をしていたつもりですし、またいろいろな形で支援を受けてきたということは、原告団としては受け止めておきたいと思っています。

この度は、大変厚い裁判記録というものができました。我々の裁判がこれからも司法の場で使われていく資料になっていくということを記念して、こういうシンポジウムを持っていただいたことを本当にありがたく思います。

司会（樫尾） 今日、若手の方、ロースクールの方などにも来ていただいていると思いますが、この訴訟の大きな社会的な意義、また今後の判決に与えた意義、影響についてよくご理解いただいたかと思います。また、私も法律家になってまだ若手と言える段階のものですが、やはり被害者の方の気持ちをきちんと受け止め、それに対して法律家として一体何ができるのか、救済するために最大限の努力をするという姿勢で長年取り組んできた弁護士の方々の話を聞けることは、今後、自分が事件を取り組んでいく面でも大きな参考になることではないかと思います。今日のお話を踏まえて、また被害の、何か救済すべきものに当たったときにきちんと取り組めるような状況がつくり出せるような、そういう社会になっていけばと思っています。

最後に、当協会の代表理事の弘中惇一郎がご挨拶申し上げます。

弘中 ご紹介いただきました、代表理事の一人の弘中でございます。こんな重たい、しかも難しいテーマに、最後まで熱心に参加してくださった皆さん、それからパネリストの方に感謝の意を表したいと思います。私は当時、秋山弁護士と一緒に事務所をやったこともあって、このテーマにも大変強い関心を持っていました。また、私自身もクロロキン、クロマイ薬禍事件を取り組んでおりましたので、まさにこのドラマには大変関心を持ってずっと見守ってまいりました。

今日、お話にはなかったのですが、おそらくこれだけの司法のドラマを生むには、この被害の深刻さ、あるいはその当時の予防接種の杜撰さということの、まさに被害、加害立証にもずいぶん弁護団、原告団は努力されたのだと思います。その点も機会がありましたらぜひ伺いたいと思っています。

自由人権協会ではこうした人権の根幹に関わる問題についていろいろな形で取り組んで支援もしてきました。その支援の大きなやり方として、「人権新聞」に書くとかこうしたシンポジウムを開いて、この問題をできるだけ多くの方と一緒に考えていきたいと、こういう場を提供することが最大の支援だと思っております。

冒頭に白井さんのほうからお話がありましたが、裁判を終わっても、亡くなった方は帰ってきません。あるいは重篤な被害に苦しんでいる方は今なお苦しんでいるということを改めて思っていきたいと思います。

社会はますますスピードが早くなり、合理化が進み、あるいは新しいインフルエンザが出てくるということで、この問題で出てきた考え方はますます重要になると思います。今日は本当にご清聴ありがとうございました。お礼の挨拶に代えたいと思います。ありがとうございました。

第二部　資料

東京訴訟の概要と争点

第二部　資料

東京訴訟の概要と争点

シンポジウム資料1

1　予防接種被害東京訴訟・訴訟の概要

河野　敬（弁護士）

1. 予防接種の被害と予防接種被害東京訴訟の提訴

予防接種は、「伝染のおそれがある疾病の発生及びまん延を予防するために」行われるもので、従前、一定の対象者を定めて、法律で強制的な接種が義務づけられていた。[1][2]強制接種のほかに勧奨接種、対象者とされた期間経過後の接種があり、また、開業医による接種によって義務を履行する開業医接種などの方法で予防接種は実施されていた。

予防接種とは、「疾病の予防に有効であることが確認されている免疫原を、人体に注射し、又は接種する」ことであるが、免疫反応の必然的な効果として、死亡または重篤な神経系の副反応が生ずる可能性がある。国は、予防接種法によって、伝染病のまん延から社会を防衛するために、国民に接種義務を課して予防接種を実施してきた。しかし、同法には、予防接種によって必然的に発生する重篤な副反応を救済する規定は存在せず、事故や被害者は放置されてきた。

予防接種による被害は、家族が保健所に申し出ても「遺伝」「特異体質」などとされ、相手にされず追い返された。また、国は、予防接種による重篤な被害の存在を公式には認めていなかった。

一九七〇年（昭和四五年）、種痘事故が報道されたことを契機に被害者が連絡をとることが可能となり、「予防接種事故防止推進会」が結成され、その運動の成果として、閣議了解という形式で、見舞金を給付する制度が発足した。

しかし、被害の完全な補償や事故防止などの制度改革を求める被害者の運動にもかかわらず、国はその実現の方向への動きを止めてしまった。

そのような状況に直面した被害者のなかで、国の責任を明らかにしなければ事態の進展はないと考える「推進会」の有志が、予防接種被害の法的救済を裁判所に訴えることを決意し、中平健吉弁護士に訴訟を依頼した。

第一次提訴は、一九七三年六月一八日、二六被害家族が国を被告として東京地方裁判所に提起した国家賠償請求訴訟である。これが、予防接種被害東京訴訟のはじまりであった。その後、一五家族の第二次提訴（一九七三年一一月二七日）、七家族の第三次提訴（一九七四年一二月五日）、三家族の第四次提訴（一九七五年九月二二日）、二家族の第五次提訴（一九八三年一月一一日）がそれぞれ行われ、原告は合計六二被害家族となった（のちに一家族が訴えを取下げ）。

弁護団は、後記のとおり五名が加わり、六名の弁護士で構成された。

この訴訟は、予防接種被害について、接種医師の責任を直接に問うことをせず、予防接種を強制し、その違反に対して刑罰を科すことまでしている国のみを被告として、その責任を正面から追及するはじめての訴訟であった。[3]裁判は、医学上、法律上の困難な課題に取り組みつつ、第一審の判決まで一一年、控訴審の判決まで一九年、控訴審判決で請求が認められなかった一家族についての最高裁判決、その後の差戻控訴審での和解まで二六年の長い年月の経過を要した。しかし、判決の内容は、いずれも被害者の司法に対する期待を受けとめ、被害の法的救済を実現させる画期的なものであり、法にもとづく被害者の救済と予防接種制度の改革を実現させる大きなインパクトをもたらした。

（1）強制接種は、種痘、ポリオ、百日咳、腸チフス・パラチフス、日本脳炎、インフルエンザなどの伝染病について行われた。

（2）一九九四年の予防接種法の改正により、予防接種は「予防接種を受けるよう努める」義務となった。

（3）集団訴訟は、東京訴訟提起ののちに、大阪、名古屋、福岡で提訴された。

2. 第一審

(1) 弁護団の結成と原告の主張が整理されるまで

訴状における請求の原因は、法律により強制された予防接種により事故がおこり、死亡や後遺障害が発生したときは、国が当然に国家賠償法上の責任を負う、というものであった。これに対し、裁判所は、各原告について、予防接種の違法性、国側の故意・過失等の釈明を求めた。なお、国は、当初、第一次提訴の原告について、予防接種と死亡・後遺障害との間の因果関係については争わなかった。

一九七五年四月、河野敬弁護士が代理人に加わり、予防接種制度の問題点と事故防止についてのイギリスでの経験に関してロンドン大学教授ジョージ・ディック証人尋問、また、危険な症状が懸念された原告本人についての出張尋問等が行われた。

一九七六年（昭和五一年）、「閣議了解」による見舞金制度を法律上の制度に改める予防接種法の改正が不十分な結果に終わったため、原告団は訴訟によって国の法的責任を明確にして最終的な決着をつけるという方針を確認した。裁判所が求める請求原因の整理を行い訴訟を進行させる体制をつくるため、一九七六年（昭和五一年）一一月、大野正男、廣田富男、山川洋一郎、秋山幹男の四弁護士が弁護団に加わり、訴訟代理人は合計六名となった。[4] 弁護団は、原告ごとに担当を決め、原告への個別の聴き取りを開始し、予防接種被害における国家賠償法上の違法および国側の故意・過失について精力的に検討を行い、また、他方で、予防接種から時間が経過し、予防接種時の状況が明らかでない原告の事情などで国家賠償責任にもとづいて原告全員を救済することの困難が予想されたため、財産権に関する損失補償[5]を定める憲法二九条三項を、生命・健康の特別犠牲に対する補償の根拠として予防接種による人身の被害について適用できないか、検討を開始した。

一九七七年二月、弁護団は、国家賠償責任の根拠として、国の過失について、次の五つに整理して主張した。

①痘そう、インフルエンザ、腸チフス、パラチフスについては、実施すべきではない予防接種であったにもかかわらず、これを行った過失
②全ワクチンについて、被接種者の年齢を限定しなかった過失
③禁忌該当またはその疑いのある者を接種から除外しなかった過失
④接種量を必要最小限にとどめなかった過失
⑤他の予防接種との間隔を十分にとらなかった過失

また、一九七八年九月、憲法二九条三項にもとづく人身被害の特別犠牲に対する損失補償の請求も追加した。

(2) 証拠調べ

提訴して五年半が経過した一九七九年に証人尋問が開始された。まず、専門家証人の尋問が始まり、原告側証人として四名が、被告側証人として五名が、それぞれ証言した。また、一九八一年から翌年末まで、受命裁判官が全国に出張し、後遺症被害者の臨床での原告本人尋問が行われた。

審理の最終段階で、国は、因果関係についての「自白」を撤回し、合計一五名の原告について因果関係を争うと主張したため、予防接種被害に関する因果関係の考え方について、原告、被告各一名の専門家証人の尋問を行った(6)。

一九八三年五月、六四回の弁論を経て、提訴後一〇年目に、第一審の審理が終結した。

(3) 第一審判決

翌一九八四年五月一八日、東京地方裁判所は、原告全員について全面勝訴の判決を言い渡した。判決は、国が因果関係を争った一五名の被害児の死亡・後遺障害の発生と予防接種との因果関係を認めたうえ、二人の被害児について、接種担当医の過失を認め国家賠償責任を、残りの被害児全員について、憲法二九条三項を類推適用して国の損失補償責任を認めたものであった(判決の概要は、シンポジウム資料4・予防接種被害東京訴訟・判決の概要、シンポジウム資料5・予防接種被害東京訴訟・裁判所の判断、を参照)。

(4) 弁護団に参加した弁護士は、いずれも社団法人自由人権協会の会員で、第一審の途中より、自由人権協会は、予防接種被害東京訴訟を支援事件に決定した。資料九人権新聞参照。

(5) 「私有財産は、正当な補償の下に、これを公共のために用ひることができる」と定める。この規定は、公共目的を達成するために私有財産を収用または制限できることを示すとともに、それら財産権の侵害によって生じた損失に対しては正当な補償が必要であることを明らかにしている。

(6) 原告側の証人は、白木博次元東大教授であり、第一審判決が因果関係の判断基準として採用する白木四原則は、同教授の証言を採用したものである。白木四原則については、シンポジウム資料5参照。

3. 控訴審

(1) 双方の主張

国が控訴し、控訴審が開始された。控訴人(国)と被控訴人(原告側)双方の主張は、第一審判決が認めた予防接種被害への憲法二九条三項の類推適用をめぐって展開された。また、被控訴人は、予防接種制度にさまざまな欠陥があったという国家賠償責任の理論構成による主張の補充を行った。

(2) 証拠調べ

証拠調べは、まず、後遺症被害者の被害の実情について、出張尋問の方法で、一一家族二一人の本人尋問がそれぞれの自宅において行われた。また、専門家証人として三名の証人尋問がなされ、被控訴人は因果関係について第一審で証言した白木博次博士の意見書を提出した。控訴審は、三〇回の弁論を経て、一九九二年八月に審理を終えた。

(3) 控訴審判決

一九九二年一二月一八日、東京高等裁判所は、民法七二四条後段の除斥期間が経過したとして請求が棄却された一家族を除くすべての原告について国の控訴を棄却し、六一家族が勝訴した。判決は、被控訴人(原告側)の損失補償の請求を斥けたが、厚生大臣の予防接種行政上の過失を認定し、国家賠償法にもとづく請求を認めた。

その内容は、①強制接種、勧奨接種の双方について、国民に対し重大な事故が生じないように努める法律上の義務が厚生大臣にあるとして、②過去の予防接種の実施において、適切な予診の下に禁忌者を識別除外する体制が作られていなかったと認定し、③接種担当医が禁忌の識別を誤り、被害を発生させたと推認して、禁忌該当者に予防接種を受けさせないための充分な措置をとることを怠った過失が厚生大臣にある、としたものであった。

予防接種被害東京訴訟の提起後、接種担当医に禁忌者識別のために適切な問診をすべき義務を認めた最高裁判決（最一小判一九七六年九月三〇日・シンポジウム資料5）および予防接種による重篤な後遺障害の発症があったときは特段の事情がない限り被接種者が禁忌者に該当していたと推定すべきことを認めた最高裁判決（最二小判一九九一年四月一九日・シンポジウム資料5）があり、接種担当医の過失が認定される大きな足場となった。本控訴審判決は、接種担当医レベルではなく、予防接種行政の最高責任者である厚生大臣の行政上の過失を認めた点で画期的であった。

しかし、一方で、判決は、一家族については、二〇年の除斥期間[7]経過後に訴えを提起したとして、第一審判決を変更し請求を認めなかった。

被控訴人側は、損害額の算定方法など判決に不満の点もあったが、長期にわたる裁判による各原告家族の負担も考慮して、敗訴した一家族を除き上告しないことを決定し、国に対し上告を断念するよう申し入れた。結局、国は上告せず、六一家族については判決が確定した。[8]

（7）「不法行為による損害賠償の請求権は、被害者またはその法定代理人が損害及び加害者を知った時から三年間行使しないときは、時効によって消滅する。不法行為の時から二〇年を経過したときも、同様とする。」

（8）控訴審判決確定後、原告団より、自由人権協会に対し、寄付がなされ、予防接種被害の予防及び救済を目的とする基金が寄託され、「予防接種被害救済基金」が設立された。

4. 最高裁

(1) 上告人の主張

控訴審で敗訴した一家族は上告し、一九九三年三月、上告理由書を提出した。しかし、除斥期間については、信義則違反または権利濫用の主張を失当であると判断した最高裁判決（最一小判一九八九年一二月二一日・シンポジウム資料7参照）が存在し、裁判の行方は予断を許さないものがあった。

(2) 口頭弁論

最高裁は、上告後六年経過した一九九八年になって、上告人・被上告人双方に口頭弁論を開く旨通知し、四月一七日に上告人（原告側）が弁論を行った。

(3) 最高裁判決

最高裁第二小法廷は、一九九八年六月一二日、被害者本人の敗訴部分を破棄して東京高等裁判所に差戻し、また、両親の上告を棄却する判決を言渡した。

判決は、本件における民法七二四条後段の適用が、被害者は予防接種のために心神喪失の常況にあり、権利行使が不可能であったのに、二〇年という期間の経過をもって権利行使が許されないことになるが、その反面、心神喪失の原因を与えた加害者である国は損害賠償責任を免れる結果となり、著しく正義・公平の理念に反するとして、特段の事情がある場合には、一定の場合に時効の停止を認める民法一五八条の法意に照らし、民法七二四条後段の除斥期間の効果は生じないとした（判決文はシンポジウム資料7参照）。

前記一九八九年判決を前提にしたうえで、その例外を初めて認め、被害者を救済する判断を示したものであり、その意義は大きい。

その後、差戻し審の東京高等裁判所において、一九九九年、和解が成立し、原告全員の救済が実現した。

シンポジウム資料2

2　原告の報告

白井哲之（元原告団長）

1　裁判以前の動き

(1)　被害の実情

被害者　乳幼児段階（予防接種の多くは三ヶ月から一二ヶ月の間に接種）

副作用事故の判断できない時期　事故として調査もされていない

副作用　発熱・痙攣　死亡　動く重症児

重篤な後遺症　知能障害　運動障害　発育不全

全部の予防接種（種痘、百日咳、ポリオ、日本脳炎、インフルエンザ、腸パラ）

副作用事故発生　医師は保健所に届ける。しかし、統計書に載せるだけ。

特異体質者として原因究明なし、個人の責任とされ、放置されてきた。

(2)　予防接種に対する状況

伝染病予防法／予防接種法　法定伝染病

伝染病への対策としては予防接種万能主義、接種率の高さ重視、違反者へは罰金

予防接種を国民の義務として教育。学校教育を通して予防接種

の重要性を浸透。
入学時の接種義務、集団接種体制

重大な副作用被害の存在は全く知らされない。「依らしむべし知らしむべからず」

(3) 予防接種被害の社会問題化

昭和四五年（一九七〇年）二月　読売新聞が、被害児の高田君とその家族の状況を掲載

三～六月定期接種期　東京で武田のワクチン不良事件（発熱者多い）

社会問題化し、定期接種は一時停止となった。

被害者の会　「全国予防接種事故防止推進会」を結成　六〇名ほど

社会防衛のための予防接種制度のなかで重大な事故がおこっていたこと

被害者は放置され、人権無視の公衆衛生行政への憤り

被害者・犠牲者を社会的に生かすためにはどうあればよいか

被害の存在の確認、救済施策、再発防止を求める。

予防接種に重大な副作用があることを公衆衛生局長認める。

被害の認定制度をつくり、見舞金制度を閣議決定、

予防接種法の見直し、恒久的救済制度の検討を約した。

恒久的救済制度の発足を願ったが動きなし。

国会、厚生省、各県知事らへの陳情活動を行った。二、三の自治体で独自の救済制度つくられたが国は動かず

2 裁判への動き

認定一〇〇〇名を超えた所で、推進会幹事会で裁判が議論となり検討開始

個別の裁判は、東京、高松、札幌などで起こっていた。

昭和四八年六月　東京地裁三四部提訴、当初二六家族　後に六二家族一六〇家族となる。

中平弁護士　人権問題としてこの問題をとらえてくれたこと

中平、大野、広田、山川、秋山、河野の各弁護士　優れたチームワーク

各地で被害者の会や裁判への動きあり

大阪地裁（四五家族）、名古屋地裁（一二家族）、福岡地裁（九家族）の集団訴訟

3 裁判の特徴を考える

単なる医療過誤、薬害裁判ではないこと

人権の回復を求める裁判（被告　国のみ　原告　被害者とその家族）

集団裁判であったこと（六二人の被害者は地域、年齢、時期、種類など様々）

全員勝訴したこと（地裁、高裁とも勝訴、最高裁差し戻し）

一審勝訴判決理由と二審の勝訴判決理由が異なっていること

一審　人命の損失補償　憲法二九条三項

二審　禁忌看過を行政制度や運用の非に結びつけた　国家賠償

いずれもあたらしい法解釈にたった勝訴判決を引き出したこと

最高裁　除斥期間の適用に例外をみとめたこと

各地予防接種集団裁判の先陣をつとめ、問題を切り開いてきたこと

勝訴を受けて、予防接種法の改正が行われたこと

事故認定制度の運用に、裁判での結果が生かされていること
予想を遥かに超えた長期間にわたる裁判であったこと

4　裁判が勝訴した理由を考える

直接的なもの　法廷の維持
原告団の結束と持続的活動
有能な弁護団活動
見識を持った裁判官の裁判指揮（地裁、高裁、最高裁）
間接的なもの　法廷外の支援
先行薬害裁判のつくってきたもの（サリドマイド・森永・スモン）
他の予防接種被害裁判の動き（札幌、高松、大阪、名古屋、九州）
同時的他の裁判や関連した運動の存在（水俣、カネミ、各種公害裁判）

5　裁判で明らかになったこと、得られなかったこと

因果関係論：副作用のメカニズム不明
疫学的説明で特異体質論は超えられたか
責任論：情報を全て持ちながら、何らの対応をしなかった行政官の責任は問われなくてよいのか
ワクチンの量、接種間隔などの過失は事実上不問
損害論：賠償金という形式
請求金額と判決金額の落差
賠償金額の算出方法の課題（男女差、見舞金の扱い）

シンポジウム資料3

3　原告の手記

一美と共に思うこと

阪口邦子

昭和三十八年七月二十七日に生まれた一美はちょうど九ケ月になった昭和三十九年四月二十四日に、奈良支庁別館に於て第一回種痘接種を受けました。それから六日目の四月二十九日正午ごろ、突然ひきつけました。そのひきつけは十数時間も続き、三十九度五分から四十度の高熱と、呼吸困難・発疹が三、四日続きました。発病の日はあいにくの祝日で、医院や病院を二軒程まわってやっと五月一日、奈良医大の分院に入院できましたが、そこで初めて種痘後脳炎と言われ、あらゆる検査を受けました。当時は先生達も届出るように言って下さらず、親や身内の者も聞き慣れない病気とのたたかいで届出ることなど思いもよらず今日に至りました。

そしてやっと生命の瀬戸を越えた二週間後の退院の時は、これがあの教えると簡単な芸をし、はったり、つかまり立ちをしかけていた我が子かとうたがうばかり。首は三ケ月迄の赤ちゃんのようにぐらぐらし、お座りすらできず、目は生気を失って親の顔など判らなくなっていました。

それからの毎日はつきっきり、一年経ってやっとお座りと、立たせれば少し歩けるようになりましたが、言葉は何時までも覚えず話

せず、長ずるにつれて、突然前に倒れたりけいれんをおこしたり、ひどい時は呼吸困難でチアノーゼになり、それが一日数回起るようになりました。親は危くてかたときも目が離せず、誰か一人はつきっきりでいなければならなくなりました。

病院では種痘後脳炎後遺症という事です。それに一美はひとりで立つことは出来ても座る事が出来ず、食事はもちろん排便までいっさい寝ている子供と変らず世話をしなければ何一つ自分では出来ません。その上訓練をしようにも発作があるので施設にあずけることも出来ず、何時まで経っても一才の幼児から進歩しません。体だけは就学年令の子供と変りませんので、親は体力的にもその負担は一口には言えない程です。

現在のわが子を見ていると、本当にこんな事があっていいものかと、何とも言えない気持で胸が一ぱいです。これと言った病気もせずに育って、ましてあの時に一命を取り止めた内臓の強い我が子がかえってうらめしく、これから先いつまでこの重荷を背負い、誰が肩がわりをしてくれるのか。いったいこれは誰の責任なのか。もう少し大きく、一才を過ぎる迄のばしもせず、通知を受けてだまって正直に種痘を受けさせた親に責任があるなんて、とても考えられません。

この度新聞の報道で私達親子のような方が日本には何と多勢いられるかを知り、その方々も毎日同じ悩みをもって強く生きておられることに勇気づけられました。これを機会にこれからの接種事故はその対策とワクチン開発によって或る程度は防げるでしょう。けれども今迄に十年二十年と、例が少ない故に、死んでも生きていても何の援助も受けられずに苦しんで来ている親達にとって、事故が起った時のことは何十年過ぎても昨日のことのように思い出され、はっきりと話す事が出来ます。

私達はこの事故でかけがえのない子供をだいなしにされ、親も子も未来の夢どころかその生活すら不安で、もしこの子が死ぬ前に親に何かが起れば、この子を置いて見殺しにするよりも心中を考えるのが当然でしょう。そうなる前に一日も早く親代りに安心してこの子をまかせられるよう、この子の面倒を見て下さる方に経済的に負担をかけないだけの補償と保護を、又この子故に行きたいところにも行けず、働いて得たお金で十分に治療をと思いながらその費用すら思うようにならず、長びく治療をつい断念している親にとって、今後の対策を何よりも待ち望んでいる次第です。この親の苦しみは何千万円積まれても癒やせるものではありませんが、この子だけを頼りにしていた親の老後とこの子の一生を補償して欲しいのです。

種痘のため狂わされた人生

高田敏子

今から十年前私達はアパート一間六畳の部屋から第二の人生を出発したのです。貧しいながらも二人で協力し助け合いながら楽しい日々を暮しておりました。そして一年後長男正明が誕生したのです。私達夫婦の喜びはそれは大変なものでした。三ケ月後首もすわり、八ケ月頃にはお座りもでき十一ケ月にはつかまり歩きをし、一年前後には「オトータン、オカータン、ワンワン、マンマ」と片こともいえる様になり、親バカかもしれませんが、それは目の中に入れてもいたくないほどでした。

一年三ケ月丁度ヨチヨチ歩きを初めた時です。三十七年十二月に保健所で種痘接種をしました。そして一週間位して発熱、吐き気をもよおし、目に光がなく、物を持つ手がこきざみに震えていました。近くの開業医で風邪かなという様な診断でした。そして数日後大発作をおこし、救急車で私立病院に運ばれましたが、正月休診の為、精密検査もしてもらえず、何日か入院しましたが、このままでは子供の生命があぶないと思い、病院を退院させてもらい、東大分院に連れて行きましたが、ベッドがいっぱいとの事で診察もしてもらえず私達は行くさきもわからず廊下にうずくまっていました。そして親切な医師に出合い都立病院を紹介され、都立病院に入院することが出来ました。そして、種痘後脳炎かなという診断をうけました。

その時、この病気が恐しい後遺症を残しこの子の人生をまったく変えてしまう事など私は考えてもみませんでした。ただ子供の回復を神に祈るだけでした。

入院してまもなく発作におそわれ、意識を失い鼻からミルクを流したり、リンゲルなどをしていました。正明の両足は注射のあとで紫色にはれあがり、あまりにいたいたしい姿に何度この私が身代りにと思ったかしれません。

十数日後意識がもどり、ミルクを一人で飲む様になりました。それもつかのま又発作をおこし、意識がなくなるのです。医師からは時間の問題かもと言われた事がありました。

そんな事をくり返しながら何日か過ぎた後意識はもどりましたが、首がだらりとし、左半身マヒ、左手も足もくの字にまがり一人で座る事も出来ず、病院のベットの上のふとんによりかかっているのです。私達がそばに寄っても両親の顔さえ忘れてしまったのです。おもちゃであやしても見ようともせず、手をだそうともしないのです。そんな変りはてた我が子をただ力一ぱい抱きしめる事しか知りませんでした。八ケ月後左半身マヒ、運動障害、精神障害、テンカンなど数々の後遺症をせおって退院したのでした。入院中私達は子供の看病と精神的な疲れだけでも大変なのにその上経済的にも大変でした。主人の収入はみんな治療費に、その為私はパートで働きましたが少しばかりのお金は何の役にもたちませんでした。一杯の食事を遠慮しながら、親戚から食べさせてもらいました。

退院後私達は良いと聞く病院があればどこにでも行って診察を受けました。けれどその後に待っているものはただ疲れと絶望だけでした。けれど私は子供の為に病気には負けていられませんでした。雨の日も、雪の日も、風の日も、真夏の暑い日にも、毎日、だんだん重くなってくる子供を背おい、マッサージに通い続けました。そしていくらか歩けるようになると外に連れだし歩く訓練をしました。広い広場に連れ出しても喜ぶでもなし所かまわず寝ころんでしまうのでした。

家では左手の訓練と思い四つんばいになって「ハイお馬だよ」と言いながら気をひきたてひきたて正明と一緒になって部屋の中を這いまわっていました。マッサージの効果と訓練の効果があったのか、五年後ようやく一人で少しは歩けるようになりました。簡単な事は少しはわかる様になりました。少しばかりわかる様になるとアパートの廊下で子供達の声がすると出ていきたがります。出すとすごく喜ぶのですが、こんどは子供にいじめられるのです。思いあまって注意をすると、その子供達の親は自分の部屋の中に子供を入れて遊ばせます。正明は入りたくて戸をドンドンたたきながら泣いているのですが、中から錠をかけてしまい開けてはくれませんでした。私もどうしてよいのかわからず一緒に泣くだけでした。それに身体に不自由ながら動く様になったのと、いつおそってくるかわからない発作とで、だんだん目がはなせなくなって来ました。炊事、洗濯、買物など落ち着いて出来なくなりました。

私はどうしても通園施設が必要になって来ました。公立の施設を希望したのですが手がかかりすぎるという事で、簡単に断わられてしまいました。そしてしかたなく私立の通園施設に入れていただきました。交通費を含め一ケ月一万円は家具職人には大変でした。入院やその後の治療費を主人一人におぶさっていましたので、それは主人は大変でした。家に帰って来ても内職もしなければなりませんでした。ですのでかわりに私が酒場に出て働く事にしました。おむつもとれない子供を置いて行かれ、むずかる子供をかかえ主人は男泣きに泣いたそうです。私も飲めもしない酒を口にし、面白くもないのに笑顔をつくり、生活のために客の気嫌をとらなくてはなりませんでした。真夜中の道を泣きながらよく歩いて家に帰ったものでした。帰りの遅い仕事などをしていますと朝など時々寝坊もしてしまい妻の勤めもだんだんおろそかになり、つまらない事から夫婦喧嘩がたえなくなり思いきってやめる事にしました。

そして現在正明はただ物を投げる遊びを楽しみとし、手あたり次第に物を投げています。そして小さな発作は一日何回も、大発作も週一回位おこしてます。そんな生活を送っている私達ですのでこの八年間一度も行楽の日などありません。いつの日か生きる希望も失い一家心中を考えました。ですが私達はその前にやらなければならない事があったのです。これは法の強制接種でなったのですから全面的に国に責任がある訳です。これ以上不幸な子供を作らないためにも世の人々にこの病気のおそろしさを知っていただかねばなりません。そして私達は勇気を出して新聞社に訴えたのです。

たとえこの子（正明）は心身障害児になっても生きています。生きる権利も幸わせになる権利もあるのです。国（厚生省）は責任ある態度を示して下さい。でなければ私は種痘の為に人生を狂わされ一生種痘を憎みます。

「予防接種禍を訴える——被害者家族の手記——」
全国予防接種事故防止推進会（一九七二年一月刊）より

シンポジウム資料4

4　予防接種被害東京訴訟・判決の概要

梶尾わかな（弁護士）

第1　東京訴訟

【第一審：東京地判一九八四年（昭和五九年）五月一八日・判時一一一八号二八頁、シンポジウム資料5】

① 因果関係→認める。白木四原則を基準として認定

白木四原則（白木博次博士の証言）

i　接種と事故が時間的・空間的に密接

ii　他に原因が考えられない

iii　副反応の程度が質量的に非常に強い

iv　事故発生のメカニズムが科学的・学問的に実証性がある

② 厚生大臣の予防接種行政上の故意・過失にもとづく国家賠償責任→否定

③ 二名につき接種担当医師の過失にもとづく国家賠償責任→認める。

④ その余の被害者につき損失補償責任→認める。

i　伝染病の蔓延予防という公益目的のために、（法律であるいは心理的社会的に）強制された状況の下で接種を受けている。

ii　被害児らは特別の犠牲（死亡や重篤な後遺障害）を強いられたものであり、個人のみの負担に帰せしめることは、憲法一三条、一四条一項、二五条の精神に反する。

iii　生命・身体に対して公益目的のために特別犠牲を受けた場合、公共のために財産上の特別の犠牲が課せられた場合より不利に扱うことは許されず、憲法二九条三項を類推適用し、直接国に対し正当な補償を請求できる。

【控訴審：東京高判一九九二年（平成四年）一二月一八日・判時一四四五号三頁、シンポジウム資料5】

① 損失補償責任→否定

憲法二九条三項は財産権に対する適法な侵害に対する補償を定めたものであるところ、予防接種被害は生命・健康という法によっても侵害することが許されない法益の侵害に関わるものであるから、同条を根拠に損失補償請求権を導き出すことはできない。

② 厚生大臣の予防接種行政上の過失にもとづく国家賠償責任→認める。

i　予防接種によって重篤な後遺障害が発生した場合には、特段の事情が認められない限り、禁忌該当者と推定される。

ii　予防接種は生命にもかかわる重篤な副作用の危険あり→国（厚生大臣）としては、可能な限り重大な事故が生じないように努める法的義務がある。

iii　予防接種事故をなくすためには、事前に予診を十分にして、禁忌該当者を的確に識別除外する体制を作る必要がある。

→しかし、厚生大臣は、接種率を上げることに重点を置き、副作用の問題にそれほど注意を払わなかったため、予防接種の副反応、禁忌事項及び予診の重要性等について、

一般の医師・国民に周知徹底させ、予防接種事故の発生を未然に防ぐ義務を果たすことを怠った。
→厚生大臣は、禁忌該当者に予防接種を実施させないための十分な措置をとることを怠った過失があり、国家賠償法上の責任を負う。

③　一被害者本人とその両親につき除斥期間による権利消滅→請求棄却
民法七二四条後段の「除斥期間」に該当

【上告審・最二小判一九九八年（平成一〇年）六月一二日・判時一六四四号四二頁、シンポジウム資料5】
敗訴した一被害者本人とその両親につき上告→差戻し
除斥期間の適用を制限——予防接種のため心神喪失の常況にあり、そのために権利行使が不可能であるのに、機械的に二〇年を経過したということのみをもって一切の権利行使が許されないことになる反面、心神喪失の原因を与えた加害者である国が損害賠償義務を免れるのは、著しく正義・公平の理念に反する。
→民法一五八条の法意に照らし、同法七二四条後段の効果は生じないものと解するのが相当

【差戻審：東京高裁】
一九九九年（平成一一年）六月二九日　和解成立

第2　その他の訴訟——集団訴訟を中心に

1　名古屋集団訴訟

【名古屋地判一九八五年（昭和六〇年）一〇月三一日・判時一一七五号三頁、シンポジウム資料5】
（国家賠償責任）○
一部につき「種痘接種年齢を一歳以上に引き上げるべき厚生大臣等の義務違反」の過失を認めて国家賠償責任を認容
（損失補償責任）×
憲法二九条三項の類推適用を否定
但し明白な憲法二五条一項違反の場合は補償請求は可能としたが、具体的法規の定めある場合は直接請求はできない（予防接種法は救済制度あり）

【名古屋高裁】東京集団訴訟高裁判決の確定を踏まえ和解

2　大阪集団訴訟

【大阪地判一九八七年（昭和六二年）九月三〇日・判時一二五五号四五頁】
（国家賠償責任）×（一部を除き）国の過失否定
（損失補償責任）○　憲法二九条三項の勿論解釈により損失補償請求権認容

【大阪高判一九九四年（平成六年）三月一六日・判時一五〇〇号一五頁】
（国家賠償責任）○　厚生大臣の過失を認め、認容
（損失補償責任）判断せず

【最高裁】東京集団訴訟高裁判決の確定を踏まえ和解

3　福岡集団訴訟

【福岡地判一九八九年（平成一年）四月一八日・判時一三一三号一七頁】
（国家賠償責任）○　接種担当者の具体的過失を認め、認容
（損失補償責任）○　大阪・東京と同様：憲法二九条三項により認容

【福岡高判一九九三年（平成五年）八月一〇日・判時一四七一号三二頁】

・因果関係については白木四原則をそのまま採用

（国家賠償責任）○ 厚生大臣の過失を認め、認容

（損失補償責任） 判断せず

一部原告は、東京集団訴訟高裁判決を踏まえ和解

4 高松訴訟

【高松地判一九八四年（昭和五九年）四月一〇日・判時一一一八号六三頁】

（国家賠償責任）× 国の故意過失を否定

（損失補償責任）× 憲法二九条三項類推適用を否定

予防接種法の救済措置は国家補償的見地から出来る限りの補償を与えようとするもので、これを上回る損失補償の請求は許さない趣旨であると判示。

【高松高裁】東京集団訴訟高裁判決の確定を踏まえ和解

シンポジウム資料5

5 予防接種被害東京訴訟・裁判所の判断

秋山幹男（弁護士）

①因果関係についての判断

東京地裁判決

4 証人白木博次の証言によれば、ワクチン接種とその後に発生した疾病との因果関係を肯定するための要件としては、次の四つの要件をあげるのが合理的であると証言している。

即ち、

「1 ワクチン接種と予防接種事故とが、時間的、空間的に密接していること。

時間的密接性とは、発症までの時間（潜伏期）が一定の合理的期間内におさまつていることを意味するが、ワクチンによる神経性障害の三つの型（急性脳症型、ウイルス血症型、遅延型アレルギー反応型）により異なり、更に被接種者の個体差があるため一定の時間を頂点に自然曲線をえがき、従って長短一定の幅があることが認識されなければならない。更に免疫学と神経病理学の双方の総合考慮やワクチンの接種が経口であるか、皮下接種であるか、皮内接種であるか、も潜伏期間を考慮する上で必要である。以上のような時間的密接性はまた、脳、せきずい、末梢神経等のうちどの部位が侵されるかに

よっても変わるのである（空間的密接性）。
2　他に原因となるべきものが考えられないこと
これは、他の原因が、一般的抽象的に考えうるというのでは足りず、具体的に存在したことが明らかであり、かつその原因と障害との間の因果の関係も明らかとなっているものでなければならない。
3　副反応の程度が他の原因不明のものによるよりも質量的に非常に強いこと。
この要件は、1、2の要件程に重要ではないが、従前全く見られなかつた症状が強烈にあらわれるということである。
4　事故発生のメカニズムが実験・病理・臨床等の観点から見て、科学的、学問的に実証性があること。
これは、事故発生のメカニズムについての知見が既存の科学的知見と整合し、それらによつて説明されうるということである。」の四要件である。

もっとも、右の要件について、被告である国は、右の要件は因果関係の存否の判断のための基準としては有用性に乏しく、専ら本件訴訟における患者の救済の必要性にのみ視点を置いた立論であると主張し、その理由として、

「一般的に、医療行為と結果発生（障害）との因果関係については、訴訟上の立証の程度としては、特定の事実が特定の結果発生を招来した関係を是認し得る高度の蓋然性を証明することであり、その判定は、通常人が疑いを差し挟まない程度に真実性の確信を持ち得るものであることを必要とし、かつ、それで足りるとされている。ここでいう高度の蓋然性の証明は、一般論としての結果発生の蓋然性と具体的事例における結果発生の蓋然性の二つが求められていると考えるべきである。ところで、通常、予防接種後の神経系疾患の臨床症状や病理学的所見は、予防接種以外の原因による疾患のそれと異るものではないため（非特異性）、具体的に発生した疾患が予防接種によるものであるか、あるいは他に原因があるかを的確に判定することは困難である。特に、脳炎・脳症においては、もともと原因不明なものが全体の六〇パーセントないし七〇パーセントを占めており、その判定は、より困難である。そこで、一般論として、あるワクチン接種によって、ある疾病（本件訴訟に即していえば、脳炎・脳症）が起こり得るというためには、1接種から一定の期間内に発生した疾病が、それ以外の期間における発生数よりも統計上有意に高いことを示す信頼できるデータが存在し、かつ、2当該予防接種によって、そのような疾病が発生し得ることについて、医学上、合理的な根拠に基づいて説明できること、を要件とすべきである。次に、現実に発生した疾病が、接種したワクチンによって起こったとするためには、3接種から発症までの期間が、好発時期、あるいはそれに近接した時期と考えられる中に入り、かつ、4少なくとも他の原因による疾病と考えるよりは、ワクチン接種によるものと考える方が、妥当性があること、を要件とすべきである」と主張する。

（中略）

そこで検討するに、本件でのワクチン接種と重篤な副反応との因果関係の存否を判断する基準というのは、訴訟上は、結局のところ、裁判所の事実認定の問題として、右の因果関係があるといえるかどうかの問題ということができる。

ところで、右の観点から、本件における因果関係の存否の問題について、原被告双方共、科学（医学）上の証明として論理必然的証明への努力をなしており、双方共にわが国医学界の最高峰に在る証人の証言によってこれを立証しようとしていることが認められる。し

かしながら、訴訟上におけるその証明は科学的証明とは異なり、科学上の可能性がある限り、他の事情と相俟って因果関係を認めても支障はなく、またその程度の立証でよいというべきである。

そこで、当裁判所としては、原告被告双方の主張並びにその立証活動を比較検討した結果、本件においては、被告の主張も考慮に入れたうえで、原告主張の四つの要件の存在をもつて、因果関係存否の判断基準とすることが合理的であると認め、以下、右の基準に従って判断する。

東京高裁判決

訴訟上の因果関係とは一点の疑義も許さない自然科学的証明ではなく、経験則に照らして全証拠を総合検討し、特定の事実が特定の結果発生を招来した関係を是認し得る高度の蓋然性を証明することであると解される（最高裁昭和四八年（オ）第五一七号、同五〇年一〇月二四日第二小法廷判決・民集二九巻九号一四一七頁参照）ところ、この観点に照らすと、原判決の定立した、因果関係を認めるための四要件は、充分合理性がある。

控訴人は、原判決挙示の四要件のうち、空間的密接性は科学的概念で構成されたものではないと主張するが、これは、疾病の生ずる部位（脳の各部位、脊髄、末梢神経等）により予防接種後当該症状発生までの時間が変化する事情にあることに着目して立てた条件であり（このことは、被控訴人らの主張及び甲第二〇六号証並びに原審における証人白木博次の証言によって明らかである。）、時間的密接性の要件と相俟って因果関係の認定が適切に行われることに資するものといわなければならない。控訴人の主張は採用することができない。

また、控訴人は、「ワクチン接種のほかに原因となるべきものの考えられないこと」という要件は実質上立証責任の転換を図るもので不当であると主張する。

しかしながら、予防接種による事故発生のメカニズムが既存の科学的知見と整合し、それらによって合理的に説明されることを前提とした上、ワクチン接種と疾病が時間的、空間的に密接しており、副反応の程度が他の原因不明のものよりも質量的に非常に強いという要件が充足されている場合、当該疾病がワクチン接種により生じたことの蓋然性は相当高度であるというべきであるから、他に明らかな原因が考えられない以上、当該疾病をワクチン接種と因果関係あるものと認定することは、経験則上合理性があるものというべきであり、これを立証責任の転換を図るものというのは当を得ない。予防接種後の神経系疾患の臨床症状や所見は予防接種以外の原因による疾患のそれと異ならないため、具体的に発生した疾患が予防接種によるものか、他に原因があるかを的確に判定することは困難であり、特に、脳炎・脳症においては、原因不明のものが六〇ないし七〇パーセントを占めるから、その判定はより困難であるとしても、その理は異ならない。なお、控訴人は、この要件の代わりに、「少なくとも他の原因による疾病と考えるよりはワクチン接種によるものと考える方が妥当性があること」を要件とすべきであるとするが、その妥当性をどのようにして判定するかが正に問題なのであって、意味のある基準とはいえない。

また、「副反応の程度が他の原因不明のものによるよりも質量的に非常に強いこと」という要件についても、他の原因による事故である可能性を薄めるための要件であるから、この要件を置くことが特に不合理とはいえない。

以上のとおりであって、厳密な病理学的な因果関係が不明で、かつ、ワクチン接種後の疾病発生状況についての疫学的観点からの正確な調査も行われていない本件においては、原判決採用の四要件は特段不合理なものとはいえず、控訴人の主張は採用することができない。

② 損失補償責任についての判断

東京地裁判決

そうだとすると、右の状況下において、各被害児らは、被告国が、国全体の防疫行政の一環として予防接種を実行し、それを更に地方公共団体に実施させ、右公共団体の勧奨によって実行された予防接種により、接種を受けた者として、全く予測できない、しかしながら予防接種には不可避的に発生する副反応により、死亡その他重篤な身体障害を招来し、その結果、全く通常では考えられない特別の犠牲を強いられたのである。このようにして、一般社会を伝染病から集団的に防衛するためになされた予防接種により、その生命、身体について特別の犠牲を強いられた各被害児及びその両親に対し、右犠牲による損失を、これら個人の者のみ負担に帰せしめてしまうことは、生命・自由・幸福追求権を規定する憲法一三条、法の下の平等と差別の禁止を規定する同一四条一項、更には、国民の生存権を保障する旨を規定する同二五条のそれらの法の精神に反するということができ、そのような事態を等閑視することは到底許されるものではなく、かゝる損失は、本件各被害児らの特別犠牲によって、一方では利益を受けている国民全体、即ちそれを代表する被告国が負担すべきものと解するのが相当である。そのことは、価値の根元を個人に見出し、個人の尊厳を価値の原点とし、国民すべての自由・生命・幸福追求を大切にしようとする憲法の基本原理に合致するというべきである。

更に、憲法二九条三項は「私有財産は、正当な補償の下に、これを公共のために用いることができる。」と規定しており、公共のためにする財産権の制限が社会生活上一般に受忍すべきものとされる限度を超え、特定の個人に対し、特別の財産上の犠牲を強いるものである場合には、これについて損失補償を認めた規定がなくても、直接憲法二九条三項を根拠として補償請求をすることができないわけではないと解される（昭和四三年一一月二七日最高裁大法廷判決・刑集二二巻一二号一四〇二頁、昭和五〇年三月一三日最高裁第一小法廷判決・裁判集民一一四号三四三頁、同年四月一一日最高裁第二小法廷判決・裁判集民一一四号五一九頁参照）。

そして、右憲法一三条後段、二五条一項の規定の趣旨に照らせば、財産上特別の犠牲が課せられた場合と生命、身体に対し特別の犠牲が課せられた場合とで、後者の方を不利に扱うことが許されるとする合理的理由は全くない。

従って、生命、身体に対して特別の犠牲が課せられた場合においても、右憲法二九条三項を類推適用し、かかる犠牲を強いられた者は、直接憲法二九条三項に基づき、被告国に対し正当な補償を請求することができると解するのが相当である。

東京高裁判決

しかしながら、このような事故に対して損失補償請求権が当然生ずるか否かについては、公権力の行使によって国民の利益が侵害された場合につき、憲法が全体としてどのような定めを置いているかを検討しなければならない。

（中略）これらの規定を総合すると、憲法は、公権力の違法な行使によって生じた損害（財産的侵害であると非財産的侵害であるとを問わない。）については憲法一七条に規定を置き、それではまかなえない財産権に対する公権力による適法な侵害に対しては憲法二九条三項で損失補償を定め、また、身体の自由や生命という非財産的利益に対する適法な侵害が憲法上許容されている刑事手続の場合について憲法四〇条に損失補償の規定を置き、全体として公権力の行使による個々の国民の利益侵害に対する損害塡補について一つの体系を形作っているものと認められる。そして、憲法は、公務員の違法な行為により特定の国民が被った損害のすべてを国家で負担することまでは要求していないと解されるのである。

ところで、予防接種による重篤な副反応事故の場合を考えると、ここでいう副反応事故とは生命を失ったり、それに比するような重大な健康被害を指すのであるから、法が予防接種を強制する結果として特定の個人にそのような重大な被害が生ずることを容認しているとは到底解することができない。個人の尊厳の確立を基本原理としている憲法秩序上、特定個人に対し生命ないしそれに比するような重大な健康被害を受忍させることはできないものである。予防接種によりまれではあるがそのような被害が生ずることが知られているとしても、そのことから直ちに、法が特定個人に対するそのような侵害を許容している（特定個人にそのような被害を受忍することを義務付けている）と結論付けることは到底できないものといわなければならない。（中略）

このような違法な強制の結果被害を受けた個人が国に対して責任を問えるか否かは、前記のような現行憲法の体系の下では、本来、憲法一七条の国家賠償の問題であるというべきである。そして、予防接種による重篤な副反応の発生の過程で公権力を行使した（国の）公務員に故意又は過失があった場合を想定すると、その場合の接種は違法であって、国家賠償法一条により責任を問うことができることは明白である。これに対し、公務員に主観的要件がないという場合を想定すると、憲法一七条を受けて制定された国家賠償法が無過失責任を採用しなかった結果として、国家賠償法上の責任は問えないということになるにすぎない。そして、そのような結果は、憲法自体が、前記のように、公権力行使による特定個人の損失と国民全体の負担の調整の結果として、容認しているところといわなければならない。

もっとも、被控訴人は、本件予防接種被害は、適法な公権力の行使（予防接種）による意図せざる侵害である、あるいは違法な公権力の行使による意図せざる侵害であるとしても、憲法二九条三項は、財産権に対する侵害が特別の犠牲に当たるかどうかだけを補償の要件としており、国家の財産権侵害行為が適法か違法か、意図的侵害か非意図的侵害かといった点は問わないものであるところ、本件予防接種被害が、公共目的の遂行により特定少数の者に生じた生命・健康に対する著しい侵害であって特別の犠牲に当たることは明らかであり、しかもここで特別の犠牲の対象とされた人間の生命・健康は、憲法上、財産権よりもより高い価値を与えられているから、その侵害に対しては、当然、憲法二九条三項が類推され、損失補償請求権が生ずると主張する。

しかしながら、前記のように、本件予防接種被害を適法行為による侵害であるとみることはできないものであり（なお、憲法二九条三項は、適法行為による意図せざる侵害までも対象としているということができないと解すべきであるが、その点はしばらくおく。）、また、憲法二九条三項を違法な侵害行為にまで拡張して解釈することは、前記の体系の下で右条項は法に基づく適法な侵害に関する規定であることが明らかであるから、憲法解釈の枠を超えるものというべきである。

（中略）

従来、我が国では、控訴人が主張する、「特別犠牲」の観点からすると損失補償の問題として捉えられる事柄についても、一貫して国家賠償の問題として捉え、処理されてきたのである。仮に、被控訴人らのいうように、特別の犠牲という要件を充足さえすれば、損失補償請求権が生ずるとすると、一般に公権力の行使はすべて公共目的のため行使されるものであるから、その適用範囲は極めて広くなるおそれがあり、その外延は不明確となり、憲法の体系が崩されて国家賠償と多くの場面で競合し、国家賠償法が故意・過失という主観的要件を要求していることの意味を失わせ、実質上違法無過失責任を認めることに繋がりかねないのである。

のみならず、もともと、生命身体に特別の犠牲を課すとすれば、それは違憲違法な行為であって、許されないものであるというべきであり、生命身体はいかに補償を伴ってもこれを公共のために用いることはできないものであるから、許すべからざる生命身体に対する侵害が生じたことによる補償は、本来、憲法二九条三項とは全く無関係のものであるといわなければならない。したがって、このように全く無関係なものについて、生命身体は財産以上に貴重なものであるといった論理により類推解釈ないしもちろん解釈をすることは当を得ないものというべきである。

以上のとおりであるから、憲法二九条三項を、公権力の行使が適法か違法かを問わず、特別の犠牲が結果として生ずれば損失補償を命じた規定と解した上、予防接種被害も同様に特別の犠牲と観念し得るが故に、損失補償請求ができると解釈することはできないものといわなければならない。

③国家賠償責任についての判断

東京高裁判決

二　厚生大臣が禁忌該当者に予防接種を実施させないための充分な措置をとることを怠った過失について

3　以上の認定事実を総合すると、以下のように結論付けられる。すなわち、

（一）　予防接種は時に重篤な副反応が生ずるおそれがあるもので、危険を伴うものであり、その危険をなくすためには事前に医師が予診を充分にして、禁忌者を的確に識別・除外する体制を作る必要がある。そのためには、1集団接種の場合は、医師が予診に充分時間が割けるように、接種対象人員の数を調節し、あるいは接種する医師と予診を専門にする医師を分けるなどの体制作りが必要であり、また、2臨時に駆り出される、しかも、予防接種の副反応や禁忌について充分教育を受けていない開業医を念頭に、予防接種による副反応と禁忌の重要性等について周知を図り、予診等のレベルの向上を図る必要があり、さらに、3接種を受ける国民に対しても、重篤な副反応の発生するおそれのあることや禁忌の意味内容等についてわかりやすく説明し、必要な情報を進んで医師に提供するよう動機

付けをする必要があるというべきである。

（二）そして、伝染病の伝播及び発生の防止その他公衆衛生の向上及び増進を任務とする厚生省の長として同省の事務を統括する厚生大臣としては、右の趣旨に沿った具体的な施策を立案し、それに沿って法一五条に基づく省令等を制定し、かつ、予防接種業務の実施主体である市町村長を指揮監督し（地方自治法一五〇条。法に基づく接種の場合）、あるいは地方自治法二四五条等に基づき（勧奨接種の場合）地方自治体に助言・勧告する、さらには、接種を実際に担当する医師や接種を受ける国民を対象に予防接種の副反応や禁忌について周知を図るなどの措置をとる義務があったものというべきである。（中略）

そして、厚生大臣は、法制定の当時から、予防接種による副反応事故を発生させないためには、禁忌を定めた上、医師が予診をして禁忌に該当した者を接種対象から除外する措置をとることが必要であることを充分認識していたものである。

（三）ところが、厚生大臣は、長く、伝染病の予防のため、予防接種の接種率を上げることに施策の重点を置き、予防接種の副反応の問題にそれほど注意を払わなかったため、以下のとおり、前記の義務を果たすことを怠った。すなわち、

（1）昭和三三年以前をみると、各予防接種施行心得に「予防接種の施行前に被接種者の健康状態を尋ね、必要がある場合には診察を行わなければならない。」旨の定めが置かれていたものの、急いで実施する場合の医師一人当たりの一時間当たりの接種対象の人数をおよそ一五〇人（これでは予診と接種の時間を合わせて一人わずか二四秒しか当てられないことになる。ただし、種痘は八〇人、百日せきは一〇〇人）とするなど、適切な予診を行うにはほど遠い体制で予防接種を実施することを許容し、しかも現場で予診が殆どされていない実情を知りながら、それを放置した（なお、禁忌について周知を図るようにという通知を出したことはあるが、それが実現できるような具体的施策は特にとらなかった。）。

（2）昭和三三年の旧実施規則では、予診について比較的詳しい定めを置き、また、昭和三四年に制定された旧実施要領においては、医師一人当たりの一時間当たりの接種人員を最大限種痘で八〇人、種痘以外では一〇〇人と定め、一応歯止めはかけたものの、なお適切な予診をするには不充分な体制（右の上限の人数の場合、被接種者一人に当てられる時間は、種痘で四五秒、種痘以外では三六秒にすぎない。）を継続することを許容し、しかも、現実には、右実施要領さえ充分守られない実情にあることを知りながら、それを積極的に改めるよう指示することなく放置した（医師会からの問合せに対し、昭和三三年以前の極めて不充分な予診のやり方を昭和三三年以降も踏襲して構わないかのごとき回答をしている。）。

（3）昭和四五年以降は、問診票を導入するよう指示するなど予診の問題にもそれなりに注意を払うようにはなったが、なお、集団接種における一時間当たりの接種人員の上限を引き下げるなどの措置はとられなかった。

（4）また、昭和四五年以前は、国民に対して予防接種事故の実態を公表しないのみならず、接種を担当する医師に対しても予防接種事故についての情報を充分には提供せず、禁忌について積極的に周知を図るような措置をとらなかった。

（5）昭和四五年以降も、一般の医師向けに厚生省当局が関与して予防接種の禁忌を解説した手引書を作ったのは昭和四〇年代の末ころであり、それまでは、予防接種の禁忌等についての周知は充分な

ものでなかった。接種を受ける側の国民に対しても、いたずらに不安が生じないようにすることに重点が置かれていた。そして、一般国民向けに予防接種の副反応や禁忌に関して分かりやすい解説書等が刊行され出したのは昭和四〇年代の末頃であった。

(四) そのため、昭和四五年以前は、禁忌の重要性について一般の医師も国民も充分認識を持たず、したがって、適切な予診がされずに予防接種が実施された。また、昭和四五年以降は、問診票が活用されるなどその点についてある程度改善がみられたが、集団接種において医師が充分予診のできるような体制までは整備されなかった。そして、昭和四〇年代末頃までは、予防接種の副反応や禁忌の重要性等につき医師に対する情報提供や国民に対する周知が不充分であったため、医師による予診の重要性の認識が充分浸透せず、依然として予診不充分なまま接種が実施される状況にあった。

また、個別接種等で予診をする時間が充分あった場合においても、禁忌の重要性や内容について充分な情報提供がなかったため、医師は、予診をせず接種を実施したり、予診をした場合でも、禁忌にかかわるすべての事項を網羅した予診を尽くすことなく接種を実施した例が多かった。

(五) そして、前記のように、本件被害児六二名は、いずれも接種当時施行されていた各予防接種施行心得ないし旧実施規則所定の禁忌者に該当していたものと推定されるところ、昭和二七年から昭和四九年の間に発生した本件被害児らの副反応事故は、結局、右(三)、(四)で述べたことが原因となって、現場の接種担当者（医師）が禁忌の識別を誤り、本件被害児らが禁忌者に該当するのにこれに接種をしたため生じたものと推認される。

(六) なお、副反応事故について周知を図るような措置をとると、接種率が下がり、法が目的とする社会防衛が果たせないというおそれがあるから、厚生大臣がそのような措置を充分とらなかったとしてもやむを得ないとする考え方もあり得ないではない。しかしながら、予防接種の副反応には、発生する率はごくわずかとはいえ、死亡にもつながる重大なものが含まれるのであり、国が、社会防衛の目的で、国民を強制ないし勧奨して接種を受けるよう仕向けた以上、国としては被害を避けるための措置を可能な限り尽くすべきであったというべきである。国が、その国民の健康に関する施策を遂行する場合において、その施策の遂行によって国民の生命身体に被害が生じないよう充分配慮して万全の措置をとり、国民の生命身体に被害が生じる結果の発生を回避すべき義務があることは、当然であるといわなければならないからである。

そうすると、社会が混乱状態にあって外来の伝染病が流行し危機的状況にあった昭和二〇年代はさておくとしても（なお、昭和二〇年代に予防接種を受けた被害児A及びその両親の損害賠償請求は、後記のとおり、いずれにせよ除斥期間が経過しており、認めることはできないものである。）、少なくとも右Aを除くその余の被害児に対して接種がされた昭和三〇年代以降は、伝染病の流行は相当程度落ちつきを見せ、日本社会はそのような危機的状況から脱していたのであるから、副反応や禁忌について周知を図ったためある程度接種率が下がったとしてもやむを得ないというべきであるのみならず、いたずらに恐怖心をあおらず、正しい知識を与えるように務め、集団接種で禁忌に該当するかどうか判断できないものは個別接種に回すなどの体制を適切に整えれば、それほど接種率が下がらなかった可能性もあり、要は工夫次第であったということができるものであるから、厚生大臣が禁忌等について周知を図る等の措置をとれば接種率が下がりすぎて法の目的である社会防衛が果たされなくなってしまうとは直ちに断定できず、この点を根拠に厚生大臣が国民や医師等に予防接種の副反応や禁忌について周知を怠ったことを正当化することはできないものといわざるを得ない。

また、このように副反応事故をなくすため予診を重視する態勢をとると、個別接種による割合が増大し、接種を担当する医師等の人手がより多く必要になり、接種のコストも増えるなどの問題も生じようが、生命・健康の侵害という重大な法益侵害との対比からすると、コストや人手の問題を理由に、厚生大臣のとってきた行動が正当化されるということはできない。

(七) そして、厚生大臣は、以上のような、禁忌を識別するための充分な措置をとらなかったことの結果として、現場の接種担当者が禁忌識別を誤り禁忌該当者であるのにこれに接種して、本件各事故のような重大な副反応事故が発生することを予見することができたものというべきである。また、前記のとおり、本件被害児らはすべて禁忌該当者と推定されるものであるから、厚生大臣が禁忌を識別するための充分な措置をとり、その結果、接種担当者が禁忌識別を誤らず、禁忌該当者をすべて接種対象者から除外していたとすれば、本件副反応事故の発生を回避することができたものというべきであり、したがって、本件副反応事故という結果の回避可能性もあったものということができる。

4 以上のとおりであって、厚生大臣には、禁忌該当者に予防接種を実施させないための充分な措置をとることを怠った過失があるものといわざるを得ず、国は、Aを除くその余の被害児らに重篤な副反応事故が生じたことに対して、国家賠償法上責任を免れないものというべきである。

〈参考〉予防接種被害東京訴訟の係属中に出された最高裁判決

インフルエンザ予防接種訴訟【最高裁第一小法廷一九七六年(昭和五一年)九月三〇日判決・民集三〇巻八号八一六頁、判時八二七号一四頁】

生後一年一月の男児が、保健所でインフルエンザの予防接種を受けたところ、翌日死亡した。調べたところ一週間前から罹患していた間質性肺炎及び濾胞性大小腸炎により死亡したことが明らかになった。両親は、予防接種により罹患していた疾病が亢進して死亡したもので、接種前の予診により異常を確認し接種を中止できたはずであり、接種医師に過失があったとして、東京都に対し損害賠償請求の訴えを提起した。一審二審とも予診義務違反の過失を否定し、仮に問診義務違反があったとしても義務違反の過失と事故との因果関係は認められないとし、両親が敗訴した。

両親の上告に対し、最高裁は、①問診にあたっては、禁忌者を識別するに足りるだけの具体的な、かつ、的確な応答ができるような適切な質問をする義務があり、②適切な問診を尽くさなかったために接種対象者の疾病や症状等を認識することができず、禁忌とすべき者の識別判断を誤って予防接種を実施し、予防接種の異常な副反応により接種対象者が死亡又は罹患したときは、接種に際しその結果を予見できたのに過誤により予見しなかったものと推定するのが相当であるとし、③接種対象者の死亡等の副反応が現在の医学水準からして予知できないものであったこと、もしくは医学上当該結果の発生を否定的に予測するのが通常であること、又は接種の具体的必要性と接種の危険性との比較衡量上接種が相当であったこと等を都側が立証しない限り、不法行為責任を免れないというべきであると判示し、原判決を破棄し、高裁に審理を差し戻した。

この最高裁判決により、判決が示したような適切な問診を尽さなければ問診義務に違反することになり、また、そのような問診を尽くさなかったために禁忌者に接種をし、接種によって副反応が発生した場合は、副反応を予見できたのに過失により予見せず副反応を発生させたと事実上推定されることになった（過失と結果との因果関係の推定）。

小樽種痘予防接種訴訟【最高裁第二小法廷一九九一年（平成三年）四月一九日判決・民集四五巻四号三六七頁、判時一三八六号三五頁】

生後六ヶ月で種痘の予防接種を受けた男児が九日後に種痘後脳炎となり重篤な後遺障害を負った。本人及び両親は国等に対し損害賠償請求の訴えを提起し、予備的に損失補償の請求の訴えを追加した。一審判決は、接種と発症との因果関係を肯定し、問診義務違反により禁忌者であることを看過した過失があるとして、損害賠償を認容した（ただし、母が身体状況を申告しなかったとして二割の過失相殺を行った）。二審判決は、接種と発症との因果関係は認めたが、接種前に罹患していた咽頭炎は接種当日には治癒しており禁忌者ではなかったので、仮に予診が不十分であったとしても、これによって本件後遺障害が発生したとはいえないとして一審判決を取消し、損害賠償の請求を棄却した（損失補償請求の訴えについては、行政訴訟の民事訴訟への併合認められないとして訴えを却下した）。

最高裁は、予防接種によって後遺障害が発生した場合は、被接種者が禁忌者に該当していたことによって後遺障害が発生した高度の蓋然性があると考えられるので、禁忌者を識別するため必要な予診を尽したが禁忌者に該当すると認められる事由を発見できなかったこと、被接種者が後遺障害を発生しやすい個人的素因を有していたこと等の特段の事情が認められない限り、被接種者は禁忌者に該当していたと推定するのが相当であると判示して原判決を破棄した。

この最高裁判決により、予防接種による副反応の被害が発生した場合は、被接種者は禁忌者に該当していたことが推定されることになり、禁忌者該当の立証責任は事実上転換されることになった。

〈参考〉名古屋集団訴訟の損失補償責任についての地裁判決【名古屋地裁一九八五年（昭和六〇年）一〇月三一日判決・判例時報一一七五号三頁】

種痘、百日ぜき、インフルエンザなどの予防接種で、死亡または後遺障害の被害を負った被害児と両親らが、国に対し損害賠償を求め訴訟を提起し、審理の最終段階で予備的に損失補償請求を追加した。名古屋地裁は、憲法二九条三項は、「私有財産」の収用について定めたものであるが、人の生命・身体・健康を財産であると定めた法律は存在しないこと、生命・身体・健康に関する被害は収用に基づく財産権に対する侵害とは発生状況及び態様を全く異にし、その損失は精神的な被害をも含み、複雑多様であって客観的評価が困難なものであること、人の生命・身体・健康を、正当な補償さえあれば国はこれを「収用」することができるということになりかねないこと、等を理由に損失補償責任を否定した。

また、名古屋地裁は、予防接種による副反応事故によって被害ないし損害を受けた者は、国民に健康な生活を営む権利を保障した憲法二五条一項に基づき直接補償請求が可能としながら、具体的法規である改正予防接種法に基づく救済制度がある場合には、これが客観的に妥当なものであるかどうかということは立法者の責任及び判断に基づく裁量に委ねられており、右救済制度による補償額がこれに満たないとしても、容易にその差額について補償請求を容れるということは法体系の統一的整合性を乱すものとして許されないとした。

シンポジウム資料6

6　因果関係についての裁判例

近藤　卓史（弁護士）
小町谷育子（弁護士）

I　損害賠償請求訴訟（または損失補償請求訴訟）における因果関係

予防接種に関する損害賠償請求訴訟（または損失補償請求訴訟）では、因果関係の判断基準について、一般的な要件を設定し、その該当性を判定したものは、主に、白木四原則を採用したものと、三要件を設定したものとに大別される。その他一般的な要件を設定しないで、事情を総合的に判断するものも存在する。

1　白木四原則を採用した裁判例

白木四原則――

①予防接種と予防接種事故とが、時間的・空間的に密接していること、②他に原因となるべきものが考えられないこと、③副反応の程度が他の原因不明のものによるときよりも質量的に強いこと、④事故発生のメカニズムが実験・病理・臨床等の観点から見て、科学的、学問的に実証性があること

(1)　予防接種被害東京訴訟（シンポジウム資料5参照）

第一審（東京地判一九八四年（昭和五九年）五月一八日・判時一一一八号二八頁）

第二審（東京高判一九九二年（平成四年）一二月一八日・判時

一四四五号三頁）

(2) 予防接種被害福岡訴訟

第二審（福岡高判一九九三年（平成五年）八月一〇日・判時一四七一号三一頁）＊第一審は後記２(3)参照。

(3) 予防接種被害大阪訴訟

第二審（大阪高判一九九四年（平成六年）三月一六日・判時一五〇〇号一五頁）＊第一審は後記２(2)参照。

(4) 徳島日本脳炎予防接種被害訴訟（徳島地判一九九五年（平成七年）一〇月三日・判時１　五五三号四四頁、認容・確定、シンポジウム資料８・１②参照）

２ 三要件を設定した裁判例

(1) 予防接種被害名古屋訴訟

第一審（名古屋地判一九八五年（昭和六〇年）一〇月三一日・判時一一七五号三頁）

①疾患発症前、一定の密接した期間内に原因として主張されるワクチン接種がなされていること、②現在の病理、臨床、実験の各医学上、当該疾患の発症（侵襲部位との対応を含む。）又は重篤化に、原因として主張されているワクチンの接種が影響を与えていることが実証され、又は実証されないまでもこれを十分合理的に説明し得る仮説が存在して、その仮説が妥当であると判断されること、③当該疾患がワクチン接種以外の原因のみによるものであるとの証明が存しないこと、の三要件を設定した。

③の要件の立証責任については、被告が原告の疾患が他原因のみによって発症したことの立証責任を負うとした。

(2) 予防接種被害大阪訴訟

第一審（大阪地判一九八七年（昭和六二年）九月三〇日・判時一二五五号四五頁）

①当該ワクチンの接種により当該症状が発生することにつき、経験科学としての医学の立場から理論上合理的説明が可能なこと、②当該ワクチンの接種から発症までの期間が一定の密接した時間的範囲内にあること、③当該症状の発症についてワクチン以外の原因（いわゆる他原因）が存在しないこと、の三要件を判断基準として設定した。

①から③の立証責任は、原告にあるとした。

(3) 予防接種被害福岡訴訟

第一審（福岡地判一九八九年（平成元年）四月一八日・判時一三一三号一七頁）

前記(2)の予防接種被害大阪訴訟の第一審判決と同様の三要件を設定し、その立証責任は原告にあるとした。

(4) その他

東京地裁二〇〇一年（平成一三年）三月二八日判決（判タ一一六八号一四一頁、シンポジウム資料８・１⑤参照）など。

個々の事例について、症状に関する事実経過と医学的知見とを比較検討し、総合的に判断するのが相当であるとして、現在の医療水準においても予防接種とその副反応との間の科学的な因果関係が解明されていないことから、当事者双方の主張に鑑み、①原告の症状が本件接種の副反応として起こり得ることについて医学的合理性があるか、②本件接種から時間的に密接した合理的時期に原告の症状が発症しているか、③本件接種以外に原告の症状の原因となるものが合理的に考えられるか等の観点から、原告の症状と医学的知見とを比較検討して、因果関係の高度の蓋然性が認められるか否かを総合的に判断するのが相当であると解すべきであるとした。

3　一般的な要件を設定しないもの

たとえば、東京地裁二〇〇〇年（平成一二年）七月一九日判決（訟月四八巻一号一頁、シンポジウム資料8・1④参照）、東京地裁二〇〇一年（平成一三年）五月二四日判決（判タ一一二七号二二四頁、シンポジウム資料8・1⑥参照）、大阪地裁二〇〇三年（平成一五年）三月一三日判決（判時一八三四号六二頁、シンポジウム資料8・1⑦参照）など。

II　行政訴訟における因果関係

1　予防接種に関する訴訟の類型

予防接種に関する訴訟は、前記Iのとおり、①予防接種による副反応により心身障害となった者が、国等に対し、国家賠償請求または損失補償請求をするものと、②予防接種法上の救済を請求し、これを否定する行政処分の取消しを求めて争うものとに、大別できる。特に、行政処分の取消しを求める訴訟では、因果関係が事実上唯一の争点になるのが通常である。

2　予防接種法上の救済制度

⑴　予防接種法の救済制度が対象とする予防接種（第二条）

一類疾病…ジフテリア、百日せき、急性灰白髄炎（ポリオ）、麻しん（はしか）、風しん（3日はしか）、日本脳炎、破傷風、政令で定める疾病

二類疾病…インフルエンザ

＊一九九四年改正前は、一類疾病、二類疾病の区別はなかった。

⑵　救済制度（第一一条）

定期の予防接種又は臨時の予防接種を受けた者が、疾病にかかり、障害の状態になり、又は死亡した場合において、当該疾病、障害又は死亡が当該予防接種を受けたことによるものであると厚生労働大臣が認定したときに、次の給付が行われる。

⑶　給付の種類（第一二条）

①医療費及び医療手当　予防接種を受けたことによる疾病について医療を受ける者

②障害児養育年金　予防接種を受けたことにより政令で定める程度の障害にある一八歳未満の者を養育する者

③障害年金　予防接種を受けたことにより政令で定める程度の障害にある一八歳以上の者

④死亡一時金　予防接種を受けたことにより死亡した者の遺族

⑤葬祭料　予防接種を受けたことにより死亡した者の葬祭を行う者

＊二類疾病に係る定期の予防接種の場合は、現在は④に代わり、遺族年金又は遺族一時金

⑷　救済制度の手続

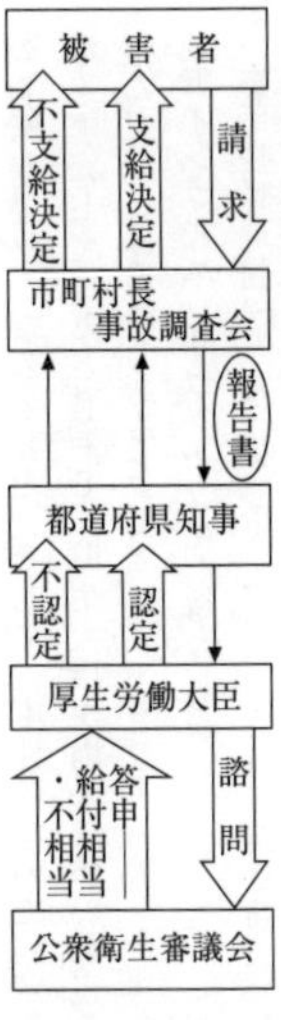

3 裁判例

(1) 仙台インフルエンザワクチン被害医療費訴訟第一審（仙台地判一九八五年（昭和六〇年）三月一二日判決・判時一一四九号三七頁）

予防接種法一六条以下の救済制度の性格、予防接種による副反応研究の現状、立法者の意思および救済制度の運用の実情を検討し、予防接種救済制度提供の前提となるワクチン接種と疾病との因果関係を肯定するためには、特段の事情のない限り、①当該ワクチンから右疾病が生ずることが理論上又は経験上否定されていないこと、②当該ケースにおいて、右両者の間に、時間的、空間的密接性があること、③その疾病が当該ワクチン接種によるよりも他の原因（原因不明を含めて）によるものと考えるほうが合理性がある場合でないこと、の三要件の充足をもって足りるものと解するのが相当とした。①から③の要件の不存在について、被告が立証責任を負い、その証明がない限り各要件が満たされたものと認めるとした。

なお、第二審（仙台高判一九八八年（昭和六三年）二月二三日判決・判時一二六七号二三頁）は、厚生大臣が、因果関係を認定するに際しその意見を聴くこととしている公衆衛生審議会の予防接種被害認定部会の判定基準（①当該症状が当該ワクチンの副反応として起こり得ることについて、医学的合理性があるかどうか、②当該症状がワクチン接種から一定の合理的な時期に発症しているかどうか、③他の原因が想定される場合には、その可能性との考量を行うこと）を十分に充たして因果関係を積極的に認定すべきであるにもかかわらず、因果関係の認定を拒んだときは、厚生大臣の判断が違法となるとした。そして、本件について判定基準を充たしていると判断し、厚生大臣が因果関係の認定を拒んだことは違法であるとした。

(2) 長野インフルエンザワクチン死亡事故訴訟第一審（長野地判一九九〇年（平成二年）五月二四日判決・判タ七二五号二四九頁）

前記(1)の第一審判決と同旨と考えられる。

(3) その他

次の判決も、前記(1)の仙台訴訟の第一審判決とほぼ同旨の三要件を設定し、因果関係を肯定している。

浦和インフルエンザワクチン被害医療費訴訟（浦和地判一九九五年（平成七年）三月二〇日判決・判タ八九〇号八八頁、シンポジウム資料8・2①参照）

福島三種混合ワクチン医療費訴訟（福島地判一九九六年（平成八年）八月二三日判決・判タ九三九号一〇二頁、シンポジウム資料8・2③参照）

シンポジウム資料7

7　除斥期間について
——最高裁判決後の裁判例を中心に

牧田潤一朗（弁護士）

本資料は、民法七二四条後段による権利の消滅に関して出された一九八九年（平成元年）及び一九九八年（平成一〇年）の二つの最高裁判例を中心として、権利の消滅を認めた裁判例と認めなかった裁判例を調査・類型化し、一九九八年（平成一〇年）判決が実務に与えた影響を検討するものである。

【一九八九年（平成元年）判決と一九九八年（平成一〇年）判決】

一九八九年（平成元年）判決は、民法七二四条後段の定めは除斥期間であって、二〇年の経過により法律上当然に権利が消滅するとした。これに対して、一九九八年（平成一〇年）判決は、正義・公平の理念から、二〇年が経過しても権利が消滅しない例外があることを最高裁として初めて認めた。

①　最高裁一九八九年（平成元年）判決（最判平成元年一二月二一日民集四三巻一二号二二〇九頁）

「民法七二四条後段の規定は、不法行為によって発生した損害賠償請求権の除斥期間を定めたものと解するのが相当である。けだし、同条がその前段で三年の短期の時効について規定し、更に同条後段で二〇年の長期の時効を規定していると解することは、不法行為をめぐる法律関係の速やかな確定を意図する同条の規定の趣旨に沿わず、むしろ同条前段の三年の時効は損害及び加害者の認識という被害者側の主観的な事情によってその完成が左右されるが、同条後段の二〇年の期間は被害者側の認識いかんを問わず一定の時の経過によって法律関係を確定させるため請求権の存続期間を画一的に定めたものと解するのが相当であるからである。」「本件請求権は、既に本訴提起前の右二〇年の除斥期間が経過した時点で法律上当然に消滅したことになる。そして、このような場合には、裁判所は、除斥期間の性質にかんがみ、本件請求権が除斥期間の経過により消滅した旨の主張がなくても、右請求権が消滅したものと判断すべきであり、したがって、原告ら主張に係る信義則違反又は権利濫用の主張は、主張自体失当であって採用の限りではない。」

②　最高裁一九九八年（平成一〇年）判決（最判平成一〇年六月一二日民集五二巻四号一〇八七頁、予防接種被害東京訴訟上告審）

「心神喪失の常況が当該不法行為に起因する場合であっても、被害者は、およそ権利行使が不可能であるのに、単に二〇年が経過したということのみをもって一切の権利行使が許されないこととなる反面、心神喪失の原因を与えた加害者は、二〇年の経過によって損害賠償義務を免れる結果となり、著しく正義・公平の理念に反するものといわざるを得ない。そうすると、少なくとも右のような場合にあっては、当該被害者を保護する必要があることは、前記時効の場合と同様であり、その限度で民法七二四条後段の効果を制限することは条理にもかなうというべきである。
　したがって、不法行為の被害者が不法行為のときから二〇年を経過する前六箇月内において右不法行為を原因として心神喪失の常況にあるのに法定代理人を有しなかった場合において、その後当該被害者が禁治産宣告をうけ、後見人に就職した者がそのときから六箇月内に右損害賠償請求権を行使したなど特段の事情があるときは、民法一五八条の法意に照らし、同法七二四条後段の効果は生じないものと解するのが相当である。」

【除斥期間の経過により権利の消滅を認めたもの】

(1) 時の経過による権利の消滅を機械的に認めたもの

> 一九八九年（平成元年）判決の後、同判決を引用した上で、二〇年の除斥期間の経過により権利の消滅を機械的に認める下級審判決が相次いだ。

③ 予防接種被害東京訴訟控訴審判決（東京高判平成四年一二月一八日判時一四四五号三頁、②の原審）

「各損害賠償請求権は、既に本訴提起前の右二〇年の期間が経過した時点で法律上当然に消滅したものといわなければならない。なお、民法七二四条後段の規定は損害賠償請求権の除斥期間を定めたものと解するのが相当であるから、当事者から本件請求権が除斥期間の経過により消滅した旨の主張がなくても、右期間の経過により本件請求権が消滅したものと当然判断すべきであり、被控訴人らの主張に係る信義則違反又は権利濫用の主張は、主張自体失当であって、採用の限りでない（最高裁昭和五九年（オ）第一四七七号、平成元年一二月二一日第一小法廷判決・民集四三巻一二号二二〇九頁参照。）」「一定の時の経過によって法律関係を確定させるため、被害者側の事情等は特に顧慮することなく、請求権の存続期間を画一的に定めるという除斥期間の趣旨からすると、本件で訴え提起が遅れたことにつき被害者側にやむを得ない事情があったとしても、それは何ら除斥期間の経過を認めることの妨げにならないというべきであり、その制度の趣旨からして、本件で除斥期間の経過を認定することが、正義と公平に著しく反する結果をもたらすということは到底できない。」

④ 不二越挺身隊員等賃金等請求訴訟第一審判決（富山地判平成八年七月二四日判タ九四一号一八三頁）

⑤ 上敷香韓人虐殺事件第一審判決（東京地判平成七年七月二七日判時一五六三号一二一頁）

⑥ 川崎製鉄所強制労働訴訟第一審判決（東京地判平成九年五月二六日判時一六一四号四一頁）

⑦ 花岡出張所強制労働訴訟第一審判決（東京地判平成九年一二月一〇日判タ九八八号二五〇頁）

⑧ 満州旧日本軍暴行損害賠償請求事件第一審判決（東京地判平成一〇年七月一六日判タ一〇四六号二七〇頁）

⑨ フィリピン性奴隷損害賠償請求訴訟第一審判決（東京地判平成一〇年一〇月九日判時一六八三号五七頁）

⑩ 在日韓国人従軍慰安婦戦後補償請求事件控訴審判決（東京高判平成一一年一一月三〇日判時一七四一号四〇頁）

(2) 最高裁一九九八年（平成一〇年）判決との事案の相違に言及するもの

一九九八年（平成一〇年）判決の後、除斥期間による権利の消滅を認める際に、簡単にではあるが、一九九八年（平成一〇年）判決との事案の相違に言及する下級審判決が見られるようになった。

⑪　不二越挺身隊員等賃金等請求訴訟控訴審判決（名古屋高裁金沢支判平成一〇年一二月二一日判タ一〇四六号一六一頁）

「控訴人らにおいてその意思能力に欠けるところはなく、また控訴人らの本訴提起が不法行為のときから二〇年を経過する以前でなかったことが被控訴人の不法行為に起因するものでもないのであるから、同法七二四条後段の効果を否定するまでの特段の事情は認められないというべきである。」

⑫　フィリピン性奴隷損害賠償請求訴訟控訴審判決（東京高判平成一二年一二月六日判時一七四四号四八頁）

「控訴人らが主張する被害は甚大であり、戦後のフィリピンの政治情勢の下で個人の権利主張が困難であったとの事情は理解することができるが、そのような事情があることをもって除斥期間の延長を容認することは民法七二四条の立法趣旨に反するといわなければならず、平成一〇年判決の射程からも外れるものである。」

⑬　旧日本軍中国人女性暴行損害賠償請求事件判決（東京地判平成一三年五月三〇日判タ一一三八号一六七頁）

⑭　台湾従軍慰安婦損害賠償等請求訴訟判決（東京地判平成一四年一〇月一五日判タ一一六二号一五四頁）

(3)　最高裁一九九八年（平成一〇年）判決を引用し「特段の事情」の存否につき詳細に検討するもの

近時、除斥期間による権利の消滅を認める際に、一九九八年（平成一〇年）判決を引用した上で、同判決の判示する「特段の事情」の存否を詳細に検討する下級審判決がいくつか現れている。

⑮　西松建設中国人強制連行事件第一審判決（広島地判平成一四年七月九日判タ一一一〇号二五三頁）

「民法七二四条後段の趣旨を考慮すれば、その適用が除外される場合とは、最高裁判所平成一〇年六月一二日判決（民集五二巻四号一〇八七頁）が判示するとおり、二〇年の除斥期間の経過後六箇月内において不法行為を原因として被害者が自ら権利行使をすることができない常況にあり、民法一五八条の法意との権衡が問題になるなどの『特段の事情』の存在が必要とされるところ、本件においては以下のとおり、これを認めることはできない。」

⑯　中国人強制連行京都訴訟判決（京都地判平成一五年一月一五日判時一八二二号八三頁）

「本件規定が定めている二〇年の除斥期間の満了時期については、起算点を確定する場合とは異なって、事後的事情を一切無視して考えることは相当でない。最高裁判所平成一〇年六月一二日第二小法廷判決（民集五二巻四号一〇八七頁）は、このことを明らかにしたものであると解される。この点において、原告らが主張する前記の諸事情を検討してみなければならない。」

⑰　中国人強制連行福岡訴訟控訴審判決（福岡高判平成一六年五月二四日判時一八七五号六二頁、㉔の控訴審

「平成一〇年判決の事案と比較し、それに匹敵するような特段の事情がある場合には、著しく正義・公平の理念に反するものとして、法的安定性を犠牲にしてでも、民法七二四条後段の効果を制限することは条理にもかなうと解するのが相当である。」

「平成一〇年判決の事案を参考にすれば、特段の事情としての考慮要素を、次のとおり解するのが相当である。

a　加害行為の態様が悪質で、かつ、生じた被害も甚大で、看過し得ないこと（以下「要素A」という。）

b　被害者が不法行為の時から二〇年を経過する前六か月内において心神喪失の常況にある等、除斥期間経過前に権利を行使することが客観的に不可能であること（以下「要素B」という。）

c　加害者が積極的に証拠を隠滅し、又は提訴を妨害した等、除斥期間経過による権利消滅の利益を享受させることを不相当とする事情が存すること（以下「要素C」という。）

d　被害者が、権利行使が可能になって速やかに権利を行使したこと（以下「要素D」という。）

（エ）そこで、（ウ）にいう特段の事情としての考慮要素の有無について検討するが、重要な問題をはらむので、次に、項を改めて論じる。」

⑱　中国人強制連行東京訴訟控訴審判決（東京高判平成一七年六月二三日判時一九〇四号八三頁、㉓の控訴審）

（補遺）ドミニカ共和国移住者国賠訴訟判決（東京地裁平成一八年六月七日判時一九三七号三頁）

【除斥期間の経過による権利の消滅を認めなかったもの】

(1)　除斥期間の経過を認めながら権利の消滅を認めなかったもの

一九八九年（平成元年）判決以降、理論構成を工夫して除斥期間による権利消滅の例外を認める下級審判決がいくつか見られる。一九九八年（平成一〇年）判決以降は、著しく正義・公平の理念に反する場合には除斥期間による権利の消滅を制限できるとする下級審判決が出てきている。

ア　除斥期間の利益の放棄

⑲　水俣病東京訴訟（東京地判平成四年二月七日判タ七八二号六五頁）

「損害賠償請求権が除斥期間の経過により消滅した旨の主張をしていないことが、被告が積極的に除斥期間の経過による利益を放棄する意思を有していることによるものと認められる特段の事情がある場合においては、裁判所は除斥期間の適用をすべきではない」

⑳　水俣病関西訴訟控訴審判決（大阪高判平成一三年四月二七日判時一七六一号三頁、㉚の原審）

「被告チッソに関しては、同被告の本訴に対する対応に鑑み、原告らの請求について除斥期間の適用は要」しない。「除斥期間経過による消滅の効果は絶対的なものではなく、また、およそ加害者において除斥期間の経過による利益を放棄し得ないものでもないと解するのが相当で、除斥期間の経過後、加害者である被告において除斥期間の主張をしていないことが、積極的に除斥期間の経過による利益を放棄する意図を有していることによると認められる場合は、裁判所は除斥期間の規定を適用すべきでないとするのが相当である。」

イ　権利濫用

㉑　水俣病京都訴訟（京都地判平成五年一一月二六日判時一四七六号三頁）

「加害者をして除斥期間の定めによる保護を与えることが相当でない特段の事情がある場合にまで損害賠償請求権の除斥期間の経過による消滅という法律効果を認めることは民法七二四条後段の趣旨に反するものであるといえる。したがって、右のような特段の事情が認められる場合には、加害者において訴訟上、除斥期間の経過の事実を主張することは権利の濫用に当たると解するのが相当である。」

ウ　民法一五八条類推適用

㉒　予防接種禍大阪集団訴訟（大阪高判平成六年三月一六日判時一五〇〇号一五頁）

民法一五八条の「趣旨は、……行為能力が欠如した状態のまま消滅時効を完成させることは、その結果があまりにも不当であって著しく正義に反することになるため、時効制度を認める一方で、例外的に、これらの者の保護を優先しようとした点にあるものと解される。そうだとすると、その制度趣旨は、禁治産宣告を受けていない場合であっても、そのものが禁治産者と同様の状態にあって実質上行為能力が著しく欠如した状態にある者についても及ぼされるべきであり、また、それを消滅時効の場合に特に限定すべき合理的な理由もないから、除斥期間の満了が問題とされる場面においても類推適用されるものと解するのが相当である。」

エ　著しく正義・公平の理念に反する場合の適用制限

㉓　中国人強制連行東京訴訟判決（東京地判平成一三年七月一二日判タ一〇六七号一一九頁、⑱の原審）

「除斥期間制度の趣旨を前提としてもなお、除斥期間制度の適用の結果が、著しく正義、公平の理念に反し、その適用を制限することが条理にもかなうと認められる場合には、除斥期間の適用を制限することができると解すべきである」

㉔　中国人強制連行福岡訴訟第一審判決（福岡地判平成一四年四月二六日判時一八〇九号一一一頁、⑰の原審）

「除斥期間制度の趣旨を前提としても、なお、除斥期間制度の適用の結果が、著しく正義、衡平の理念に反し、その適用を制限することが条理にもかなうと認められる場合には、除斥期間の適用を制限することができると解すべきである。」

㉕　旧日本軍毒ガス訴訟第一審判決（東京地判平成一五年九月二九日判時一八四三号九〇頁）

「除斥期間制度の趣旨を前提としても、その適用によって被害者の損害賠償請求権が消滅することになる反面で、加害者は損害賠償義務を免れる結果となるのであるから、そのような結果が著しく正義、公平の理念に反し、その適用を制限することが条理にもかなうと認められる場合には、除斥期間の適用を制限することができると考えるべきである。」

⑵　除斥期間の起算点を遅らせて権利の消滅を認めなかったもの

除斥期間の起算点を遅らせて、除斥期間未経過のため権利の消滅を認めなかった裁判例もある。理論上は、除斥期間経過後の効果の制限とは異なる構成であるが、被害者救済のために民法七二四条後段の解釈を工夫している点で、一九九八年（平成一〇年）判決と共通の価値判断が見られる。

㉖　常磐炭礦磐城鉱業所じん肺訴訟第一審判決（福島地裁いわき支判平成二年二月二八日判時一三四四号五三頁）

「不法行為の時」につき、遅くとも粉塵作業から離れた日（加害行為日）と解すべきという被告の主張は、民法七二四条の文言に忠実かつ素直な解釈であるが、「これによるときは、本件じん肺被害のように加害行為後長期間を経て初めて損害が顕在化するという場合には、被害者の救済に悖ること甚しく、時には被害者が全く救済を受けられないという不当な事態さえ生ずることにもなる。特に、前記のとおり民法七二四条後段の法意を除斥期間を定めたものと解するときは、右の弊は一層顕わになることは避け難く、結局、右見解は採用することはでき」ず、この点については、「加害行為があり、しかもそれによる損害が発生した時」と解釈すべきである。一方で、加害者といえども余りに長く不安定な地位に置かれるのは望ましくなく、「ここに『損害が発生したとき』というのは、必ずしも損害の全部が確定していなければならないというわけではなく、損害の一部でも、それが発生していることが客観的に明らかになったことをもって足りるというべきであり、これを本件に則していえば、原告ら元従業員につき最初の行政決定がなされた時をもって『損害が発生した時』とするのが相当である。そうすると、本件における除斥期間の起算点としては、加害行為の止んだ時（原告ら元従業員が被告会社の粉じん職場を離れた日）と当該原告ら元従業員につき最初の行政決定がなされた時とを比較していずれか遅い方をとるべきこととなる。」（一部原告については、除斥期間の経過を認めている。）

㉗　水俣病関西訴訟第一審判決（大阪地判平成六年七月一一日判時一五〇六号五頁。⑳の原審、㉚の第一審）

「不法行為による損害は、通常、加害行為の止んだ時に既に発生し、又はそれらと同時に発生する場合が多いと考えられるから、加害行為の終了時を『不法行為ノ時』と事実上推定し、加害行為の止んだ時から一定の時間が経過した後に損害が発生する場合であるという特段の事情がある場合には、加害行為の止んだ時点以降遅くとも被害者が損害を認識した時点までの間で、客観的に損害の一部でも発生したと推認できる時点を起算点とすべきである。」「仮に、本件患者らが遅発性水俣病であったとしても、水俣湾周辺地域からの転居、すなわち、水俣湾内の魚介類の摂食中止から、遅くとも四年を経過した時点以後には、客観的に最初の損害が発生していたと推認されるから、その時点を除斥期間の起算点と考えるべきである。」（一部原告については、除斥期間の経過を認めている。）

㉘　ハンセン病熊本訴訟判決（熊本地判平成一三年五月一一日判時一七四八号三〇頁）

「除斥期間の起算点について検討するに、本件の違法行為は、厚生大臣が昭和三五年以降平成八年の新法廃止まで隔離の必要性が失われたことに伴う隔離政策の抜本的な変換を怠ったこと及び国会議員が昭和四〇年以降平成八年の新法廃止まで新法の隔離規定を改廃しなかったことという継続的な不作為であり、違法行為が終了したのは平成八年の新法廃止時である上、これによる被害は、療養所への隔離や、新法及びこれに依拠する隔離政策により作出・助長・維持されたハンセン病に対する社会内の差別・偏見の存在によって、社会の中で平穏に生活する権利を侵害されたというものであり、新法廃止まで継続的・累積的に発生してきたものであって、違法行為終了時において、人生被害を全体として一体的に評価しなければ、損害額の適正な算定ができない。

このような本件の違法行為と損害の特質からすれば、本件において、除斥期間の起算点となる『不法行為ノ時』は、新法廃止時と解するのが相当である。なお、退所者については、退所時に隔離という意味での違法行為が終了しているとも見られないではない。しかしながら、本件で賠償の対象となる共通損害は、隔離による被害の部分とそれ以外の部分に観念的には区別できるが、両者は、共通する違法行為から発生し、密接に結び付くものであって、分断して評価すべきものではなく、両者を包括して、社会の中で平穏に生活する権利の侵害ととらえるべきものであることからすれば、本件において、退所の事実は、除斥期間の起算点の判断に影響を与えないというべきである。したがって、本件において、除斥期間の規定の適用はない。」

㉙　筑豊じん肺訴訟最高裁判決（最判平成一六年四月二七日民集第五八巻四号一〇三二頁）

「当該不法行為により発生する損害の性質上、加害行為が終了してから相当の期間が経過した後に損害が発生する場合には、当該損害の全部又は一部が発生したときが除斥期間の起算点となると解すべきである。なぜなら、このような場合に損害の発生を待たずに除斥期間の進行を認めることは、被害者にとって著しく酷であるし、また、加害者としても、自己の行為により生じうる損害の性質からみて、相当の期間が経過した後に被害者が現れて、損害賠償の請求を受けることを予期すべきであると考えられるからである。」

㉚　水俣病関西訴訟上告審判決（最判平成一六年一〇月一五日民集五八巻七号一八〇二頁、⑳の上告審）

「当該不法行為により発生する損害の性質上、加害行為が終了してから相当の期間が経過した後に損害が発生する場合には、当該損害の全部又は一部が発生した時が除斥期間の起算点となると解するのが相当である。このような場合に損害の発生を待たずに除斥期間が進行することを認めることは、被害者にとって著しく酷であるだけでなく、加害者としても、自己の行為により生じ得る損害の性質からみて、相当の期間が経過した後に損害が発生し、被害者から損害賠償の請求を受けることがあることを予期すべきであると考えられるからである。」

8　東京高裁判決以後の個別事件

近藤　卓史（弁護士）
小町谷育子（弁護士）

1　損害賠償請求訴訟

①　札幌高裁一九九四年（平成六年）一二月六日判決（判時一五二六号六一頁・判タ八九三号一一九頁）

小樽種痘禍事件（最高裁平成三年四月一九日判決・シンポジウム資料5参照）差戻控訴審判決

【事案】

一九六八年（昭和四三年）種痘　生後六か月

【判断】　一部認容、確定

国家賠償：国および小樽市の責任を認める。

本件の上告審判決（最二小判一九九一年（平成三年）四月一九日民集四五巻四号三六七頁、シンポジウム資料5参照）を前提として、原告の禁忌者該当を推定。

インフルエンザ予防接種最高裁判決（最一小判一九七六年（昭和五一年）九月三〇日民集三〇巻八号八一六頁、シンポジウム資料5参照）に基づき、接種担当医の問診義務違反の過失を推定。

②　徳島地裁一九九五年（平成七年）一〇月三日判決（判時一五五三号四四頁）

【事案】　認容、確定

一九七八年（昭和五三年）日本脳炎　六才時

【判断】

因果関係：肯定（判断基準は白木四原則）。

国家賠償：国の責任を認める。

被接種者の禁忌者該当を推定（小樽種痘禍事件最高裁判決を引用、シンポジウム資料5参照）。

接種担当医の問診義務違反の過失を推定（五一年最高裁判決を引用、シンポジウム資料5参照）。

③　福岡地裁一九九八年（平成一〇年）三月一三日判決（判時一六六九号一〇二頁）

【事案】

一九八〇年（昭和六〇年）インフルエンザ　七才時

【判断】　一部認容、確定

因果関係：予防接種と原告の後遺症との因果関係に当事者間の争いなし。

国家賠償：国の責任を認める。

被接種者の禁忌者該当を推定（小樽種痘禍事件最高裁判決を引用、シンポジウム資料5参照）。

接種担当医の問診義務違反の過失を認定。

④　東京地裁二〇〇〇年（平成一二年）七月一九日判決（訟月四八巻一号一頁）

【事案】

一九七五年（昭和五〇年）インフルエンザ　五才時

【判断】一部認容、確定

因果関係：肯定。

具体的事実に基づいて訴訟上の因果関係を論じるのではなく、抽象的、一般的な因果関係の判断基準を取り出して、その当否を判断することには実益がないとして、①原告の本件各予防接種までの生育状況、本件予防接種後の病変の発症過程及び状況、②インフルエンザワクチン接種の副反応等に関する知見をそれぞれ認定し、これらを総合して、本件予防接種と原告に生じた病変との間の因果関係の有無を判断した。

国家賠償：国の責任を認める。

被接種者の禁忌者該当を推定（小樽種痘禍事件最高裁判決を引用、シンポジウム資料5参照）。

接種担当医の問診義務違反の過失を推定（五一年最高裁判決を引用、シンポジウム資料5参照）。

⑤　東京地裁二〇〇一年（平成一三年）三月二八日判決（判タ一一六八号一四一頁）

＊後記二、③の行政訴訟が先行

【事案】

一九八八年（昭和六三年）三種混合　四才時

【判断】一部認容、確定

因果関係：肯定

個々の事例について、症状に関する事実経過と医学的知見とを比較検討し、総合的に判断するのが相当であるとして、現在の医療水準においても予防接種とその副反応との間の科学的な因果関係が解明されていないことから、当事者双方の主張に鑑み、①原告の症状が本件接種の副反応として起こり得ることについて医学的合理性があるか、②本件接種から時間的に密接した合理的時期に原告の症状が発症しているか、③本件接種以外に原告の症状の原因となるものが合理的に考えられるか等の観点から、原告の症状と医学的知見とを比較検討して、高度の蓋然性が認められるか否かを総合的に判断するのが相当であると解すべきであるとした。

国家賠償：国の責任を認める。

被接種者の禁忌者該当を推定（小樽種痘禍事件最高裁判決引用、シンポジウム資料5参照）。

接種担当医の問診義務違反の過失を推定（五一年最高裁判決引用、シンポジウム資料5参照）。

⑥　東京地裁二〇〇一年（平成一三年）五月二四日判決（判タ一一二七号二二四頁）

＊後記二、①の行政訴訟が先行

【事案】

一九八三年（昭和五八年）インフルエンザ　一二才時

【判断】一部認容、確定

因果関係：肯定

原告の予防接種までの生育状況、予防接種後の病変、発症の経過及び症状等から因果関係を判断。

国家賠償：国の責任を認める。

被接種者の禁忌者該当を推定（小樽種痘禍事件最高裁判決を引用、シンポジウム資料5参照）。

接種担当医の問診義務違反の過失を推定（五一年最高裁判決を引用、シンポジウム資料5参照）。

⑦　大阪地裁二〇〇三年（平成一五年）三月一三日判決（判時一八三四号六二頁・判タ一二五二号一六四頁）

＊ワクチンの製造承認及び実施そのものの是非が中心的争点。

【事案】

被害児A　一九八九年（平成元年）MMR　一才時　死亡
被害児B　一九九一年（平成三年）MMR　二才時　死亡
被害児C　一九九一年（平成三年）MMR　二才時　後遺障害

【判断】　被害児Aの請求棄却、被害児B・Cの請求一部認容

因果関係：被害児B・Cについて因果関係を肯定、被害児Aについて因果関係を否定。

判断基準について、記録上現れた一切の事情を総合考慮して行うべきであるとした。

国家賠償：

ワクチン製造者である㈶阪大微生物病研究会の過失を認める。

国の阪大微生物病研究会に対する指導監督義務違反による責任を認める。

⑧　大阪高裁二〇〇六年（平成一八年）四月二〇日判決（判例集未登載）

＊⑦事件の控訴審判決、阪大微生物病研究会は控訴せず、被害児B・Cに対し判決認容額を支払い、被害児Aに対し見舞金を支払い和解。控訴審は主として国の責任が争点。

【判断】　被害児A・B・Cの請求棄却、一部確定

因果関係：被害児B・Cについて因果関係を肯定、被害児Aについて因果関係否定。

国家賠償：

㈶阪大微生物病研究会の過失を認める。

国の阪大微生物病研究会に対する指導監督義務違反による責任を認める。

なお、原告B・Cに対し被告阪大微生物病研究会から第一審判決後に損害賠償金が支払われていることを理由として、主文では弁済の抗弁により請求を棄却する判決がなされた。したがって、被告国は上告できず、国の過失を認める司法判断が確定した。第一審及び控訴審で請求を棄却された被害児Aの両親が、最高裁に対し上告受理申立を行ったが、二〇〇六年一〇月二四日上告を受理しない決定がなされ、訴訟は終了。

2　行政訴訟

①　浦和地裁一九九五年（平成七年）三月二〇日判決（判タ八九〇号八八頁）

＊前記一、⑥の損害賠償訴訟の先行事件。

【事案】

一九八三年（昭和五八年）インフルエンザ　一二才時
医療費、医療手当、障害児養育年金の不支給処分の取消請求

【判断】　認容、確定

因果関係：肯定

本件救済制度は伝染病の蔓延防止という公益目的のために強制的

に行われる予防接種によって不可避的に発生する被害を簡易迅速に救済しようとするものであり、他方予防接種による副反応発生の機序は医学的にいまだ十分解明されておらず、そのため因果関係の医学的証明には困難が生ずることがあり得、右救済制度の制定及びその後の同制度の運用においても、因果関係の認定に当たっては右の点が考慮されていることを勘案すると、本件救済制度における因果関係の判定に当たっては、蓋然性が証明されれば足り、次の三基準に該当する場合は、厚生大臣は法一六条の因果関係を認定すべきものと解するのが相当であるとした。

① 当該症状が当該ワクチンの副反応として起こりうることについて医学的合理性があること（第一基準）

② 当該症状が当該ワクチンの接種から一定の合理的時期に発症していること（第二基準）

③ 他の原因が想定される場合に、その可能性との比較考量を行い、ワクチン接種によると考えるよりも他の原因によるものと考える方が合理的である場合でないこと（第三基準）

② 東京地裁一九九六年（平成八年）四月二三日判決（判時一五七五号四三頁・判タ九一九号七五頁）

【事案】

一九七四年（昭和四九年）三種混合　生後五か月

医療費、医療手当の不支給処分の取消請求

【判断】　認容、確定

因果関係：肯定

原告の症状については「症候性てんかん」であると診断されており、親族にてんかんの病歴のある者はおらず、遺伝因子の関与が窺われないことからすれば、原告の無熱性けいれんは、脳に対する何らかの侵襲によって引き起こされた脳の障害に起因して発症したものとみるのが自然であり、本件疾病も脳に生じた障害によるものと推認するのが相当であること、出生から無熱性けいれんの発症までの間に、本件予防接種のほかに、本件疾病の原因となるような脳の疾患、外傷その他疾病に罹患したことを窺わせる証拠が見当たらないこと、無熱性けいれんなどの中枢神経系の症状が百日せきワクチンや三種混合ワクチン接種の副反応として発症することが一応医学的に合理的なこととして一般に承認されていること、各種の検査により、代謝異常その他のけいれんを発症させる既知の原因疾患の存在が否定されていること等から、本件疾病は、三種混合ワクチンの接種に起因するものと推認するのが相当とした。

③ 福島地裁一九九六年（平成八年）八月二三日判決（判タ九三九号一〇二頁）

＊前記一、⑤の損害賠償訴訟の先行事件。

【事案】

一九八八年（昭和六三年）三種混合　四才時

医療費、医療手当の不支給処分の取消請求

【判断】　認容、確定

因果関係：肯定

予防接種が対象者に接種義務を課するものであるが、健康被害を完全に回避しうる技術は確立していないこと、因果関係の認定について、「予防接種の副反応の態様は予防接種の種類によって多種多様であり、当該予防接種との因果関係について完全な医学的証明を求めることは事実上不可能な場合もあるので、因果関係の判定は特定の事実が特定の結果を予測し得る蓋然性を証明することによって足りるとすることもやむを得ない」ものとされ、厚生大臣の認定は疑わしきものはできるだけ認定するものとする方針が確認されていること、予防接種後の神経系疾患が予防接種以外による疾患のそれと異なるものではないこと、脳炎・脳症については原因不明なものが多く、ことに三種混合ワクチン接種に起因する急性脳症については、発症の機序が解明されていないこと等を考慮し、因果関係存否を判断する基準として、次の三基準を設定した。

(i) 当該症状が当該ワクチンの副反応として起こり得ることについて、医学的合理性があること（第一基準）、

(ii) 当該症状が当該ワクチン接種から一定の合理的期間内に発症していること（第二基準）

(iii) 当該症状について、他の原因が想定される場合に、その可能性との比較衡量をし、他の原因によるものと考える合理性がある場合でないこと（第三基準）

＊三基準は、二①の三基準と同じ

9　主張書面

①（一審）準備書面　㈡

昭和四七年(ワ)第二二七〇号
昭和四八年(ワ)第四七九三号
同　　　　第一〇六六六号　併合事件
昭和四九年(ワ)第一〇、二六一号
昭和五〇年(ワ)第　七九九七号
昭和五六年(ワ)第一五三〇八号

原　告　吉　原　充
　　　　ほか一五九名
被　告　国

一九八三年五月二五日

原告ら訴訟代理人
弁護士　中　平　健　吉
同　　　大　野　正　男
同　　　廣　田　富　男
同　　　山　川　洋一郎
同　　　秋　山　幹　男
同　　　河　野　　　敬

東京地方裁判所
　民事第三四部　御中

第一　はじめに

ここに満一〇年に及ぶ予防接種事故訴訟の審理を終わるに当たり、一言従来の弁論を補足したい。

まず、裁判所に対し、とくに現在の構成の裁判所に対し、鋭意審理の促進に努力され、しかも全国各地に散在する後遺症者原告らを親しくその所在に赴いて、悲惨な現状についてお調べくださったことに深甚なる謝意と敬意を表するものである。

しかしながら、一審で一〇年を要した裁判は、やはり余りに長い裁判であった。「遅れた裁判は、裁判の拒否に等しい」とは法諺であるが、この裁判の原告代理人として、いま、一審の審理が終ったという安堵感よりは、この余りに遅れた裁判に原告らに対し、申し訳けないという思いに迫られる。

当初、当代理人は、原告らに対し、一審は三年、遅くも四年で終ると見通しを述べた。その程度の期間ならば我慢しようと提訴を決意した人々もいた。結果的には嘘をいったことになり、心苦しい限りである。

予防接種事故は、日本国憲法のもとで福祉に奉仕すべき国家によって、国民の生命と健康に加えられた惨禍である。この犠牲者は、まことに罪なくまた故なく政府の行為によってかかる惨禍に投げこまれたのである。ひとり当人のみでなくその悲惨は親兄弟にまで及んだ。まことに彼らは理由なく苦しむ「現代のヨブ」である。
我々は、これら苦しめる予防接種事故の犠牲者に、さらに裁判の拒否に等しい遅れた裁判をもって、その肩の重荷にさらに重荷を加えてきたことに激しい呵責を覚える。と同時に二重の苦しみにじっと耐えてきた原告らの自制心にも、ひそかな驚歎を禁じえない。

しかしながら、彼らのこの冷静さは、どん底にまで突き落された、いわば退路を断たれた者の不退転の決意に裏打ちされた冷静さである。原告らは、本件審理によって明らかになった予防接種行政の怠慢に加えて、被告国がとった訴訟上の不誠実な対応をも決して忘れないであろう。否許すことができないであろう。

裁判所におかれては、日本国憲法のもと国民の福祉に奉仕すべき政府の行為によって、然り政府の行為のみによって国民にもたらされたこの惨禍を速やかに救済されるよう、切に望むものである。

第二　予防接種行政における国の無責任さについて

国は予防接種に際し事故発生を防止するための万全の措置を講ずべき広義の義務があるといいながら、その義務は個々の国民に対する法的義務ではなく、抽象的な行政的責務であり、又国の伝染病予防及び予防接種対策は専門的・技術的知見にもとづく政策判断の問題であり、行政庁=厚生省の広範な裁量に任されている、という。

そのような論理の最大の誤りは三権分立、法による行政、を前提に行政が国民の権利を違法に侵害する時は、国民は裁判による救済を受けうるとする司法国家のあり方を否定していることである。

そして、そのような論理の最大の危険は、行政が国民に対する無答責、無責任の行政と化する可能性が極めて高い、ということである。

右のような理論を主張する国の予防接種行政を振り返えり、かつ、本件における応訴態度を見る時、それが、いかにいい加減で、無責任なものであるかが歴然とし、このような無責任行政を行政責任とか、行政府の裁量とかの言葉によって、矯正を加えることなく放置できないことが明らかとなると共にそのような理論は、無責任行政をなすものが、法的責任を追及されないために主張するのだということが明らかになるのである。

以下、戦後の予防接種行政と本訴への対応を含む国の予防接種禍についての取組みがいかにその言に反して無責任いい加減なものであったかを若干の点をあげて指摘し、このような行政による被害が法的救済なしにすまされるなどということが法治国家においては到底ありえないことを述べたい。

㈠　事故隠しと禁忌の不告知=自衛手段を奪われた国民

国は予防接種に関する情報を独占し、事故のあることを戦前から知りながら、それを国民に隠したばかりでなく、事故を避けるべき禁忌をも被接種者、地方自治体、医師等に周知徹底させなかった。

種痘に例をとるならば、種痘接種による死亡及び重篤な後遺症の存在は早くから知られており、医学雑誌に掲載された症例報告だけを見ても、昭和二〇年までに三二例にも上っていたし、種痘による事故の存在は人口動態統計上からも明らかであった。しかるに、国は、罰則を以って接種を強制しながら、予防接種事故の実態を調査しもしなければ、事故の発生することを公表して国民に知らせることもなく、逆に事故の起こることを国民にひた隠くしに隠くしたのである。

又、禁忌についても、ワクチンの成分・性質よりして、被接種者の健康状態次第では、さまざまの望ましくない生体反応が予想されるにもかかわらず、昭和三三年に予防接種実施規則を以って極めて不十分な定めをするまで何の定めもせず、一旦定めてもその後改正をへながらも、これを国民に周知・徹底させる努力をほとんどしなかったのである。

かくして、一定の危険のある接種を法によって強制されながら、国民は、その危険の存在もそれを可能な限り回避する自衛の途をも、奪われ、悲惨な事故の犠牲になったのである。

原告本人尋問の結果を見る時、原告の両親達が、予防接種の危険も、禁忌も全く知らされないままに、接種は国民の義務だから、と観念して進んで接種を受けに行き、青天の霹靂の如く予想もしない重大な被害を受けたことが歴然とするのである。

予防接種に関する情報と知見を独占すると自ら自認する厚生省がその知見を国民の利益の為に用いず、むしろ被害を拡大させたのであり、遺憾の極みである。

㈡　被害の放置と救済の遅れ・不十分

㈠に述べた点の当然の反映として、我国の予防接種行政はその効能のみを過大に強調し、マイナス面＝多くの悲惨な事故を無視するものであった、そして事故を無視することの論理的帰結として、事故が起ってもこれを放置し被害者がほとんとなすすべもなく苦しむに任せたのである。

国は、「予防接種事故の被害者を何らの救済・補償もなしに放置してよいとする趣旨でないことはいうまでもない。死亡、重篤な後遺症等の異常かつ特別な犠牲者に対しては国が相当な救済・補償の措置を講ずべき根拠と必要があるといわなければならない」と主張する。誠に正当な責任ある主張といいうる。しかしながら、このような主張をする国は一体現実にはいつ、どのような救済と補償措置をとって来たのか。

国が初めて創設した救済制度は、昭和四五年、それも種痘事故が一大社会問題となった後に被害者のいかりにおどろき、急拠閣議了解にもとづいて、後遺症者や死者に二七〇万円とか二〇〇万円のわずかな金額を支払ったにすぎない。これは当時の交通事故による損害賠償の最低保障ともいうべき自賠責保険の法定限度額五〇〇万円に比しても、極めて低額といわざるを得ないものである。

このような低額の補償に満足しない本件原告らが、本訴を提起したのが昭和四八年。そして本件の審理が進んで四年後、ようやく昭和五一年に予防接種法が改正されて現行の制度が発足したのであるが、これが訴訟により法的責任を追及された厚生省が、訴訟に押されてやむなく創設したものであることは疑いをいれない。本件訴訟の提起がなければ、このような制度は日の目を見なかったであろうことは明らかである。

遺憾ながら現実の国の救済・補償制度は決して国の責任ある行政がリードして創設されたものではなく、救済を求める被害者と国民の声と圧力に押された国が、後手後手にその場しのぎで作って来た不十分なものといわざるを得ないのである。以上の経過を見れば、国がその「創設時期及び内容において世界の最先端をゆくものの一つ」と自慢するのがいかに根拠のないものであるか明瞭であろう。

㈢　遺憾な国の訴訟遂行態度

最後に指摘すべきは国の訴訟遂行態度である。

それは一言で言って、遺憾の一言につきる。予防接種事故審査会の認定がある被害者について、十分な資料と専門家の検討をへて因果関係を争わない旨、自白しておきながら、訴訟の最終段階になって、原告本人尋問も終ったあとに自白を撤回したこ としかも右自白は「真実に反し、錯誤にもとづくもの」とは到底いいうるものではないことは自らたてた木村三生夫証人の証言からも明らかである。

更に、時効又は除斥期間の主張がある。法を遵守した被害者に対し、情報を独占する国がこれを提供せず、むしろ隠して責任追及、訴の提起を困難ならしめておいて、その上で時効等の主張をすることが権利の濫用として許されないことは最高裁以下の判例の示すところである。国が本件で、このような主張をすることは信じ難いことである。

最後に損害に関する国の主張についても指摘をしたい。

国は損益相殺の主張として国から受けた給付の控除を主張しているが、その中に地方自治体が全く別個に支払った見舞金を付け加えている。これは当然のことながら、国の給付ではなく、損益相殺の対象になどなるものでないことは明らかである。

又、国の支払った医療費の損益相殺も主張している。しかしながら、原告らは医療費を損害として請求してはいない。原告らは国の支払ったものの数十倍の医療費の出捐を余儀なくされた。しかし、本件の如き訴訟においては各人が具体的積算をすることは必ずしも適当でないので、あえて請求していないのである。このような時に医療費について損益相殺を主張するのは甚だしく不当である。

以上、国の本訴における主張・応訴態度を見る時、敗訴をおそれる国が、支払うべき金額を減らそうとして、そのために役に立ちそうな主張は何であろうと、恥も外聞もなくなしていることが明らかである。

このような態度が予防接種被害者について、「相当な救済・補償を講ずべき根拠と必要がある」と自認する国によってなされることに、当代理人らは強い遺憾の念といきどおりを禁じ得ないのである。

㈣ 裁判所は、法律上の責任について、いちいちの判断を示す前に以上の点にまず十分の留意をされたい。

第三　被告国の具体的過失

予防接種事故発生に結びつく蓋然性を有する被告国の過誤が存在する場合には、被告の過失が推定されるべきであることは、すでに明らかにしたところである（原告最終準備書面第一部四三〜四八頁参照）。

本件各予防接種実施にあたって、被告国に、⑴実施すべきでない接種を行った過失、⑵、接種年齢の定め方についての過失、⑶禁忌該当者に接種した過失、⑷過量接種を行った過失、⑸接種間隔を誤った過失、の各注意義務に反する過誤が存在したことは、原告らが本法廷において詳細に立証し明らかにしたところである。

以下において、被告国の具体的過失として現われている予防接種事故の特色を、改めて指摘しておきたい。

一　廃止の時期及び接種年齢の定め方の誤り

1　実施すべきでない予防接種を実施した過失及び接種年齢の定め方の誤りという点についての被告国の過失は、科学的調査研究の欠落という一点に集約されるといっても過言ではない。端的にいって、「非科学」そのものであるといってよいであろう。

これは、「予防接種は、大勢にするのだから、一人や二人犠牲が出ても仕方がない」として、被害に目をつぶってきた国の姿勢から生じたものである。

予防接種被害の特色は、被害者の多くが脳を侵され、そのために死亡するか、あるいは人間として成長する可能性を奪われてしまうという、被害の重篤さ、深刻さにあることはいうまでもない。しかしそれにとどまらず、接種を法律によって強制してきた国が、被害者を放置し、国民の信頼を裏切り続けてきたという、「背信性」、著しい「反道義性」にそのきわだった特徴がある。

予防接種は、国が伝染病の流行防止のために行ってきた。ワクチンの決定、品質の管理から実施方法にいたるまで、その全過程を国が管理してきた。

予防接種には事故がつきものであることは古くから知られていた。その効果とともに無視しえない重大な危険性がともなっていたのである。国はそれをよく知っていた。

したがって、事故防止のための調査研究も、国がなすべきであり、国のみがなしうるものであった。

しかし国は、事故の存在を無視してきた。いや、ただ目をつぶってきただけでなく、積極的に事故の存在を国民の目から隠してきた。その結果、事故はないものとされた。そのため、事故を防止する姿勢や努力が全くとられてこなかったのである。調査研究が行われてこなかったことは、その当然の帰結であった。科学的な調査研究の欠落は、わが国の予防接種行政の決定的な欠陥であった。

国の過失は、すべてここに原因がある。事故防止の配慮のないところで、事故を防げるはずがあろうか。

国は、事故があることを知りながら、その防止のためになすべきことをなさなかった。しかも、できることすらしなかった。

原告らの本件各被害は、このような国の姿勢によっておきたのである。

原告らが、どうしても国を許すことができないのはこの点である。国の過失を問題とするとき、この点を忘れてはならない。

2　一九四八年（昭和二三年）、国は予防接種法を制定し、国民に種痘、腸チフスパラチフスなど各種の予防接種をうけることを義務づけた。しかし同法は、被害については全くふれていない。

国は、予防接種には不可避的に事故がおきると主張している。原告らは、原告らの本件各事故は回避できたと考えるものであるが、事故の原因はどうであれ（仮に、国が主張するように一定の割合で避けがたくおこるというのであればなおのこと）、事故がある以上、事故がおきた場合の措置や被害者の救済について規定すべきは当然である。接種の強制のみを定めた予防接種法は、全くの片手落ちであるとしかいいようがない。

この片手落ちのために、事故は毎年毎年発生しており、被害者がつくり出されていたにもかかわらず、事故を調査し、被害の実態を調べ、予防接種の危険性を把握する努力が全くなされなかった。

いうまでもなく、予防接種の役割を正当に評価するためには、その危険性をできるだけ正確に把握することが不可欠の前提である。

仮に、有用なワクチンであっても、予防接種の危険がそれがもたらす利益を上回っている場合に、これを実施すべきでないことは、誰にでもわかる当然の結論である。不必要な、あるいは不必要となった予防接種も同様である。

また、有用かつ必要な予防接種であって、ぜひ行わなければならない場合には、もっとも危険性の少ない、犠牲の少ない方法で行うべきである。

行政の都合を優先し、あえて犠牲の多い方法でもやむをえないなどということが、許されるはずはない。

当然に予見される危険性を回避せず、事故を防止する万全の措置をとらずに予防接種を実施し、これによって事故を発生させたならば、これは国の過失である。

これを国の過失といわないで、何というべきであろうか。

原告らの本件各事故は、いずれもこのような被告国の過失によって、ひきおこされたものである。

3　種痘を例にとるならば、乳幼児に対する強制定期種痘は、わが国が痘そうの非常在国となった時点で廃止すべきであった。

わが国における痘そうは、敗戦後の一時期、海外からの引揚者・

復員兵などによってもち込まれたが、一九四七年（昭和二二年）には急速に制圧され、一九五一年（昭和二六年）を最後に死者の発生をみない。

そして痘そうは、一九七七年（昭和五二年）一〇月、地球上から消滅した。

しかし、国は、乳幼児に対する強制定期種痘を、痘そうの消滅直前まで続けた。

それがどのような結果をもたらすか、一九五二年（昭和二七年）の時点ですでに明らかであったはずである。

原告らのうち、種痘による犠牲者は、痘そうによる死者が存在しなくなった一九五二年（昭和二七年）の古川博史をはじめとして、一九七四年（昭和四九年）の藤木のぞみまで三九名にのぼっており、二三年の長い期間にわたっている。

国内にあって痘そうにかかる虞れのないこの期間中に、累々としてつくり出され、積み重ねられてきたこの犠牲者のことを、国は何と考えるのであろうか。

「漠然とした流行の不安」や、「曖昧な印象」によって、漫然と接種されてきた結果がこれである。

ジョージ・ディック証人は、「子どもの命を犠牲にしてまで接種を主張する人達は、その主張を正当づけるだけの証明をする必要がある」と証言している。

被告国は、そのような証明ができるだろうか。この法廷で証明できただろうか。

最善の努力をしたうえで、なおかつやむをえない必要な接種であった、とこの原告らに納得させることができただろうか。

そうでないことは明白である。

こうした被告国の無責任さの典型例は、腸チフス・パラチフスの場合にもみることができる。

福見秀雄証人（被告国申請）は、「腸チフスというのは一〇歳よりも若い人間では非常に症状が軽いものですから、その点では、一〇歳以下の人間には予防接種の必要はないと思っています。一〇歳以下の人間になぜ腸チフスの予防接種を入れたか、という理由はわからない」と証言している。

ところが、腸チフス・パラチフス予防接種は、予防接種法制定以来、一九七〇年（昭和四五年）まで、三歳から六〇歳の国民に接種が義務づけられていた。まさに「挙国愚行」であった。

原告佐藤茂昭、同千鶴の長男、被害者幸一郎は、一九六〇年（昭和三五年）四月六日生後三歳で右予防接種をうけ、そのため高熱を発し、ひきつけを繰返しながら死亡した。

この予防接種は、そもそも必要がなかったというのである。

わが子を「必要性のない接種」で失った原告佐藤茂昭、同千鶴の無念さに、被告国は思い至ったことがあるだろうか。この犠牲者に対し、被告国はどのような償いをしたというのであろうか。

漫然と接種を実施した被告国の責任は、重大である。

4　接種年齢についての過失は、より明瞭である。

予防接種を、その危険性のもっとも少ない年齢に実施すべきは当然の事理だからである。

被告国は、インフルエンザ予防接種については一九六七年（昭和四二年）に、二歳以下の乳幼児への勧奨をやめ、百日咳予防接種については一九七五年（昭和五〇年）に、接種年齢を二歳以上の者とするよう接種年齢を改めたが、これは乳幼児接種の危険性を回避するためであった。

しかし乳幼児接種の場合、事故発生の危険性が高く、それが軽視しえないものであることは、右各予防接種開始の当初からすでに周知のことであった。

大谷明証人（被告国申請）は、インフルエンザ予防接種の乳幼児に対する勧奨について、「現在の時点で判断すると、非常に不可解である」と証言し、それが誤りであったことを認めている。

しかし被害に苦しむ犠牲者及び被告国にとって、これは「不可解」ですむ問題ではない。

百日咳についても同様である。

(i) 被告国は、昭和三三年当時知り得たことは、百日咳ワクチン接種後の脳症は日本では存在しないこと、百日せきワクチンによる死亡はほとんど存在しないことであったと主張するが（昭和五八年五月二五日付被告準備書面）、暴論もはなはだしい。

被告国は、百日咳ワクチン接種後の脳症が欧米なみに存在することが明らかになったのは昭和四五年に予防接種事故救済措置が発足して以来であると述べているが（同準備書面一三丁）、救済措置を実施することによって被害者から申請がなされるようになったので、百日咳ワクチンによる脳症例を国が知ることになったにすぎない。事実百日咳ワクチン接種後の脳症例は昭和三三年以前から多数存在していたのであり、国が調査を行っていさえすれば、これらの症例の存在が容易に判明したことは明らかである。「昭和三三年当時知り得なかった」などということは全くなかった。

のみならず、百日咳ワクチンによって脳症が発生することは昭和三三年以前から欧米の多くの医学文献によって明らかにされていたのであり、わが国においても脳症が発生していると判断するのが当然であった。現に昭和三四年には有馬正高らがわが国における百日咳ワクチン接種後の脳症例を報告している（原告最終準備書面第一部八八頁以下）。

(ii) 被告国は、昭和五八年五月二五日付準備書面において、厚生省大臣官房統計情報部の統計であるとして昭和三一、三二、三三年当時の二歳未満の百日咳患者数、割合等を引用しているが、統計資料を具体的に特定していないので信用できず、また統計資料の全体を示していないので、二歳未満児の罹患率、死亡率が特に高いと評価を下すことは困難である。

また、被告は昭和三一、三二、三三年当時の百日咳患者中に二歳未満児の占める割合は二七〜三〇％と高かったと主張するが、百日咳ワクチンの接種年齢引上げの根拠となった予防接種研究班の研究（昭和五〇年五月、甲第五六号証）によれば、「患者は〇〜一歳よりも二歳以上に多い」と判断されており、この場合二歳未満児の占める割合は三五・二％であり（昭和四二年〜四八年のデータ）、昭和三一〜三三年当時の方がかえって二歳未満児の割合は少なかったといえるのである。

すなわち、昭和三三年当時においても、百日咳の患者は二歳未満児よりも二歳以上の子供に多いということができるのである。

(iii) このように、国が昭和五〇年になって百日咳ワクチンの接種年齢を引上げる根拠とした理由はすでに昭和三三年当時から存在していたものであり、被告国には接種年齢の改訂が遅れたことにつき過失がある（詳細は最終準備書面において述べたとおり）。

5 実施すべきでない予防接種を実施した過失及び接種年齢の定め方を誤った過失についての詳細は、原告最終準備書面四九ないし九六頁に述べたところである。

被告国が、科学的調査研究を尽し、被害を回避する万全の措置をとるべき注意義務に反したことは、明らかであるといわなければならない。

二　禁忌該当者に接種した過失

1　ワクチンにはさまざまな物質が含まれており、これを人体に接種すれば、種々の副反応を生じること、副反応のなかには、本件原告ら被害者のように脳炎・脳症等の回復不能な重篤な結果をもたらすものが含まれていることは、最終準備書面第一部九七頁以下で述べたとおりである。

このような重篤な副反応を生じることのあるワクチンを国が「止むを得ず」伝染病のまん延を予防するために、国民、特に乳幼児に接種するからには、できる限り、重篤な副反応が生じないように注意を払い、万全の措置を払わねばならない注意義務がある。

2　そして、脳炎・脳症等の重篤な副反応の発生は被接種者の健康状態、罹患している疾病その他身体的条件や体質的素因によって、影響されるのであって、安全な接種のためには、重篤な副反応を生じる蓋然性の高い体質的素因を有する者や副反応が大きくなる不健康者に対する接種は禁忌として接種しないことが是非とも必要である。

3　実際にも、接種にあたって、予診を充分にして禁忌該当者を選別し、注意深い接種を行えば、脳炎・脳症等の重篤な副反応は防止できるのである。

東京都渋谷区医師会は、昭和四四年二月予防接種センターを開発し、昭和五二年まで各種予防接種を集団予防接種として八〇七、四二八人、個別接種として八八、九四五人合計約九〇万人の人に接種を行ってきた。しかし、重篤な副反応を呈した人は未だ一人もいないというのである。

国は、被害者の数の正確なデータもとらなかったため、重篤な被害者の数は必ずしも明確ではないが、一般には、種痘、インフルエンザ、三混または二混、の接種を受けた乳幼児一〇〇万人当り、数十人の重篤な副反応が生じるといわれている。比較的副反応が少いポリオ生ワクですら、一〇〇万人接種すれば、何人かが、ポリオ様症状を呈したり、脳炎・脳症を生じている。

そして、本件原告ら被害者はその数十名の中に入り被害に遭ったのである。

4　いったい、渋谷区医師会の接種と、原告ら被害者の受けた接種とどこが異っていたのであろうか。

それは、渋谷医師会の場合、予防接種に関する知見を身につけた小児科医、内科医等が予診を充分やり、禁忌該当者の送別を的確になしたからにほかならない。

これはごく簡単なあたりまえの事である。しかし、本件原告ら被害者が、接種を受けた他の市区町村では、この簡単なあたりまえのことが実施されなかったのである。国の定めた予防接種制度に被接種者の安全を尊重するという方針が欠けていたために、簡単な事ながら実施されなかったのである。

5　わが国の予防接種制度の欠陥の第一は、集団予防接種制度をとり入れながら、予診を充分に尽す方法になっていなかったことである。

先進諸国では、予防接種は、かかりつけのホームドクターがすることになっている。

ホームドクターは、乳幼児の出産歴、発育歴、病歴、体質を熟知し、健康状態のよい時期に、体質、出産発育歴を考えながら、場合によっては接種量をも調整して慎重に予防接種を行うことができる。

しかるに、わが国の集団予防接種では、

① 担当医師は、被接種者を過去に診察したことがなく、接種時が初対面である。出産歴、発育歴、病歴、体質についても全くデータがない。したがって、余程慎重に予診をしなければ、被接種者が接種に適しているか否かの判断、換言すれば、禁忌該当の有無を判別することは困難である。

② 乳幼児は、成長発育差が著しく、健康状態も変化しやすい。本来、ワクチンを安全に接種するためには、個体差や健康状態に応じて、接種スケジュールや接種量を定めねばならないのに、地域の乳幼児に一斉に行われる集団接種では、このような安全面での要請が無視されることになる。

この点からも、予診は、充分になされ、不健康者、発育の遅れている子らのチェックがより一層慎重に行われなければならないのである。

6 しかるに、原告らの本件被害者が受けた予防接種はどうであったであろうか。

昭和三四年公衆衛生局長が各都道府県知事宛に通達した「予防接種の実施方法について」と題する通達中に含まれている予防接種実施要領第一―六「実施計画の作成」の欄には、「医師に関しては、予診の時間を含めて、医師一人を含む一班が一時間に対象とする人員は、種痘では八〇人程度、種痘以外の予防接種では百人程度を最大限とすること」と記載されている。

ここには最大限と表現されているが、要するに、種痘なら一時間八〇名、その他の予防接種では百人を担当してもよいということである。一人当りに換算すると種痘では四五秒、その他の予防接種では三六秒である。これは予診と、接種を含む時間である。このような短時間では、ホームドクターですら、充分な予診を行えないであろう。まして、非専門医が、初めてみる健康状態の変化の激しい乳幼児を診察し、禁忌該当の有無を判断することは、たとえ問診票を使っても不可能である。

国はいったい、どのような根拠にもとづいてこのような一時間当りの接種対象者を割出したのであろうか、そこには、被接種者を人間ではなく犬や猫のようにしか見ない発想しか存在しない。被接種者を重篤な副反応から守ろうという方針からは、このような指導はなされなかったはずである。

しかも、実際には、この実施要領に定める最大限度をも越える過密計画で予防接種は行なわれてきた。船橋市の場合は、二時間に二人の医師が約一、〇〇〇人内外の人に三種混合ワクチンの接種を行っており、担当医師は一人当り一五秒では充分な問診や予診を行えないと訴えている（そしてかかる傾向は全国いずこも同様である（甲第二九号証））。

国は、実際の担当医が、充分な予診時間もなく、禁忌が看過されて接種される危険が大きいことを知りながら、昭和三四年以降現在までこの点に関して何ら指導上の改善もしていないのである。この点での国の過失は重大である。

7 第二の国の過失は、予防接種を担当する医師に対してワクチンの危険性や禁忌該当事由の意義、その判定の仕方等について充分な指導を行なわなかったことである。

この点は、最終準備書面第一部一二三頁以下に述べたところから明らかである。

8 第三に、国は、乳幼児の保護者に対し予防接種の危険性と禁忌の意味および範囲について充分な知識を与えなかった過失がある。

この点も最終準備書面第一部一一九頁以下で詳細に述べたところである。

9　最後に禁忌事項の設定の仕方について附言する。

集団接種の場においては、担当医師ははじめて診察する乳幼児の健康状態、体質、発育歴等をごく短時間で診断し、禁忌の有無を判定しなければならない。しかも非専門医が担当するケースが多い。

したがって、禁忌の設定は、非専門医でも確実に診断でき、かつ簡単な予診によっても判定できるよう、広範囲に、かつ明確に設定しなければならない。

しかるに、最終準備書面第一部一〇二頁以下に述べたとおり、国の禁忌設定の仕方は、非専門医が短時間の予診で判断するには極めて不適切であった。

10　冒頭に述べた渋谷区医師会は、以上の述べたような集団接種の問題点をいとも簡単にクリアーし、無事故記録をつづけている。

同じことが、国にできないわけがない。

本件原告ら被害者のほとんど全員は、最終準備書面各論で述べたとおり、何らかの点で禁忌該当者であった。しかるに、国の安全を無視した予防接種行政のために、死亡し、あるいは今なお重篤な後遺障害に苦しんでいるのである。

国の前記過失を見逃すことはできない。

三　ポリオワクチンの規定量について

被告は、ポリオワクチンのウイルスの量は10の倍数ごとの希釈液間でなければ細胞変成を起こす差が出ないから、接種量が二倍になったことによって副反応出現率に差が出るとは考えられないと主張する（昭和五八年五月二五日付準備書面）。

しかし、ウイルス量が二倍になっても細胞変成を起こす差が出ないと仮定したとしても、細胞変成がないからといって副反応が出ないとはいえない。また、すでに最終準備書面第一部一四六頁において述べたとおり、ポリオワクチンによる脳炎、脳症等の原因はポリオウイルスだけでなく、ワクチンに含まれる様々な添加物その他の物質によるものと考えられ、種痘や百日咳ワクチンと同様、接種量が二倍になればそれだけ副反応の出現率も増大することは当然である。だからこそ、ポリオワクチンについても接種量が規定されているのである。

四　接種間隔と副反応について

ワクチン接種について一定の間隔をあけなければならないとされているのは、副反応が重なることによって重大な結果がもたらされるおそれがあること、ワクチン接種によってストレスが加わっているところにさらにワクチン接種が行われると重大な副反応が発生しやすいこと、一方のワクチンによって免疫産生能力が奪われ、他方のワクチンについて免疫不全の状態になるおそれがあることなど、副反応の発生を避けるためである。

ウイルス感染によって免疫不全がもたらされることがあることは医学上確立した知見であるが（甲第一九八号証七七九頁）、このことからも、一方のワクチン接種によって他方のワクチンに対して免疫不全の状態になるおそれがあることがいえる。

被告は、米国でワクチンの同時接種や三種混合ワクチンの接種が行われていることを指摘しているが、米国で行われているからといって、同時接種や混合ワクチン接種が安全であり、副反応の危険がないとはいえないことは明らかである。

なお、混合ワクチンは、はじめから一つのワクチンとして接種する目的で製造されるもので、同時に接種することを前提にして接種量を決め、安全性の確認をすることになっているものであるから、別々に接種することを前提にして開発された数種のワクチンを同時に接種する場合とは明らかに異なるのである。たとえば、わが国の三種混合ワクチンは混合ワクチンにすることによってアジュバント効果があるものとして接種量を決めているので、百日咳、破傷風、ジフテリアの名単味ワクチンの各接種量を単純に合計したものではない。

なお、混合ワクチンについては、アジュバント効果があることから副反応が強まるのではないかとの問題が提起されている（白木証言）。

第四　旧法六条ノ二及び九条に該当する接種の性格

一　旧法六条ノ二

本件中旧法六条ノ二に該当する接種、即ち開業医について個別接種を受けた場合の予防接種の実施者は当該開業医である。このような開業医による接種事故について、国が責任を負うゆえんは、予防接種法がこのような接種の方法を接種義務の履行の態様として認めている以上、厚生大臣が禁忌該当者に接種しないこと、接種量や接種間隔を適正に保つべきことについて、開業医に必要かつ十分な指導監督を行う義務があるからであり、厚生大臣はこれを怠っていたから、国家賠償法一条による損害賠償義務を負うのである（本件中旧法六条ノ二に該当する接種については、接種医師に過失のあることが多いが、原告らはこのような過失を問題にしているのではないのである）。

二　旧法九条

1　本件原告等の接種中形式的には一応旧法九条に該当するかに見えるもののうち、市町村長又は東京都の区における保健所長（昭和三九年改正以前の法五条の定めによる。以下保健所長という）による接種が当初から予防接種法一〇条以下に定める定期外に実施され、これによる接種を受けた場合、これは市町村長又は保健所長による機関委任事務の実行が遅れたにすぎないものであるから、このような接種は「疾病その他やむを得ない事故のため定期内に予防接種を受けることができなかった」ものではなく、旧法九条の接種には当らない。このような接種は実質的に見て旧法五条による接種そのものというべきである。

2　市町村長又は保健所長による接種が定期に実施されたが、被接種者側の事情により、これを受けられなかった者が、後に市町村長又は保健所長の実施した接種を受けたという場合。

旧法五条による定期接種においても禁忌該当その他の理由により接種を受けられない者が出てくることは必然であるが、国民全体の免疫力を高めるためにはこのような者に対してもできるだけ接種を受けさせる必要がある。

かくして旧法九条はこのような未接種者に対する事故終了後一ケ月以内の接種義務を定めたものであり、その限りで定期接種の期間を延長したものということができる。九条は、接種の実施者については明示していないが、これが五条の定期接種の期間を延長するものである以上、多くの場合市町村長又は保健所長が実施者となるものである。この九条をうけて、市町村長あるいは保健所長は定期の接種を受けられなかった児童に対して、別の児童に対する定期接種の際に合わせて接種の通知を発し、あるいは個別の指示をして接種を受けさせていたのであるから、旧法九条の接種は旧法の定期接種に含まれ、国の機関委任事務と見らるべきは当然である。

3　九条は、事故で定期接種を受けられなかった人が、民間の開業医のところで個別接種を受けることを禁じているものではない。ただ、この場合は、前記一の旧法六条ノ二に該当する接種と同様、実施者は開業医である。そして、国は開業医に対する指導監督の責任を負っているのであるから、指導監督の責任を怠れば、国家賠償法一条により賠償義務を負うのである。

第五　国家補償について

㈠　被告国の主張

国は、本件訴訟で二つのことをたえず主張してきた。

第一は、予防接種は、個人のためにするのではない、集団のためにするのだ、集団防衛こそが、予防接種法による接種の目的である、と。

第二は、予防接種には、少数ではあるが、必ず死又は重篤な後遺症をもたらす副反応を伴う。そしてこの副反応を完全になくしたり、予見することは不可能であると。

本件原告らの事故を回避することができなかったとは考えないが、国のいうように予防接種には不可避の重大な副反応を伴うことがあるのは事実である。

そして、国は、この重大な副反応の発生可能性を当初から知っていた。それは大正期少くも昭和初期から国及び医学専門家には分かっていたのである。しかし、接種の対象となる国民には、この危険は何も知らされなかった。

従って接種の対象となる幼児や父母は、法律とその施行者を信じて全く柔順にこれに従って予防接種をうけてきたのである。

㈡　悪魔の籤と共同社会の理念

ここに一通の母子手帳がある。これは証拠に出されたものではない。昭和三六年七月二二日に生れた私の娘の母子手帳である。

この事件を扱うようになって、私はわが子にどのような予防接種がなされているか知るために、この手帳をみた。他と同じく、予防接種の記載がある。

「種痘一期、昭和三七年七月一六日接種、同日、ジフテリヤ、百日ゼキ二種混合ワクチン接種。種痘第二期昭和四三年二月六日接種、同日、二種混合ワクチン接種」

これは明らかに、既に昭和三六年から実施された予防接種実施規則違反である。慶応大学中村教授は、「ＤＰワクチン初回免疫の第一期注射の時期に種痘を行うことだけは絶対に避くべきである」（甲一二六号証）とされている。

私の娘には、「絶対に避くべきである」とされた予防接種が行われていたのである。

私は当時この事実を知らなかった。知らなかったというより関心すらなかった。それだけ、予防接種を実施する当局を信じ切っていたのである。しかしその信頼の中で、堂々とこのような危険がおかされていた。幸いにも私の娘は重篤な副反応を生じない多数者の中にあった。発症の危険は高かったが、副反応は免れた。しかし不幸にも、私の娘と全く同様種痘と二種混合ワクチンを同日に接種された本件の高田正明と梶山桂子は二人とも発症し、梶山桂子さんは死亡し高田正明さんは重篤な後遺症者になった。

このような危険は誰に対してもあったのである。被告代理人のお子さんたちにもあっただろう。危険を免れ得たというのは、国の主張によれば確率的割合でしかない。国自身の主張によっても誰かは必ず、重篤な副反応という悪魔の籤をひくのである。それは百万分の二〇前後といわれている。わが国の新生児は戦後から比較的最近まで二百万ないし百万とされているから、毎年必ず二〇ないし四〇人の幼児がこの悪魔の籤をひかされてきたのである。

もし国がいうように、社会の大多数の人々の健康を守るために、少数の人々に致命的な犠牲を強いることがやむをえないというのであるならば、幸いに犠牲を免れた大多数の人々は、犠牲になった少数の人々の損失を平等に分担すべきではないか。

社会の安全を守る為に法に従って予防接種をうけ、その結果、子供に死や重篤な後遺症をもたらしてしまった犠牲者を放置し、その家庭を苦難のどん底においたままにして良いだろうか。この犠牲者の苦難を分担することこそ、共同社会の原則である。

最終準備書面の国家補償の項で再三「共同社会の理念」という言葉をつかったのは、右のような意味である。

そしてこれは単に理念の問題ではない。利害を運命的に共通にする社会においては、早くから、法的制度として承認され、慣行となってきたのである。

わが国商法七八八条は共同海損を規定している。これは商船が荷物を運んでいるとき、船がしけや火災にあい、船長がこの共同の災害を免れるため、積荷を海へ投下したり、水をかけたりしたようなとき、そのような処分をうけた積荷の荷主は損害をうける。その反面このような処分のおかげで難を免れた荷主は儲ってしまう。それでは不公平なので、このような処分によって生じた損害を、海難にあった船の全部の荷主で共同で分担しようとする制度である。

独逸の学者によれは、中世に発達したこの共同海損の制度こそ、近代国家の損失補償制度の濫觴だといっている。

疫病は古来人類を不幸に陥れた。その疫病から社会を守るために、何人かの社会の構成員を犠牲にしなければならなかった以上、その受益者と犠牲者との間の公平を保つために、その犠牲を共同に分担する――これが損失補償の基本的理念である。

国の主張通りとすれば、予防接種制度を維持するために、必ず毎年、悪魔の籤をひかなければならない人がでてくる。不幸にしてこの籤をひいた人は、命も健康も、家庭の幸福も、個人の幸せもすべてを失う。これらの犠牲において疫病の罹染から免れた人々が、犠牲者を見殺しにするか、僅かな給付だけであとは知らないという態度をとったとすれば、共同社会は維持できないのである。だからこそ、憲法二九条三項は正当補償の原則を規定している。すなわち、特別の犠牲者に対し、その損失を正当に補償すべきことを憲法は定めているのである。

本件、原告たちの被害について、原告らには全く責任はない。法の定めに柔順に従ったことのみが原因である。それはすべての他の国民と全く同じである。

そのことは歴代の厚生大臣も認めているではないか。厚生大臣は原告らに対し

「△△△△殿には予防接種を受けたことにより不幸にも廃疾の状態になられました。これは社会防衛のための貴い犠牲であり誠にお気の毒にたえません」

と書いておくっている。

然るに、本件訴訟においては、被告国は原告らに対し補償する法的責任があることすら認めないのは、矛盾ではないか。国の最終準備書面をみても、補償責任については認めるか如く認めざるが如くあいまいとしているのである。

㈢　国が損失補償の額を自由に定めることは許されない。

更に、国は、補償をするにしても、いくらにするかは、国が自由

にきめることができる。そして一たん法律にきまった以上、それ以上の額について、犠牲者は損害賠償も損失補償もうけられないと主張している（うち損害賠償との関係において、救済措置による給付は、損害賠償請求権を消滅させるものでないことは、予防接種法一九条が明文をもって定めているし、当然の事理に属する）。

損失補償の額は、国が自由にきめられることではない。憲法二九条三項が「正当な補償」でなければならない、としているのは、補償の額を国や行政庁の自由裁量に委ねない趣旨である。予防接種法のように、救済措置だけを法で定め、給付の額をすべて政令に委ねているようなときに、給付額の多少を争うことができないとされるなら国は自由に額をきめることができ、それ以上の額について免責されることになる。まさにこのようなことを認めないというのが憲法二九条三項の趣旨なのである（なお原告は現行の予防接種法及びこれに委任をうけた政令の定める救済措置が違憲というのではない。右法律・政令を国の主張する如く「そこに定められた額以外の請求は許されない」と解するならば、当然違憲の問題が生ずる。法令は憲法と整合的に解釈・運用されるべきであり、明文の規定なきに拘らず、わざわざ国の主張するような違憲的解釈をすべきでない、というのが本論旨である）。

このことは、財産権の補償についていえば自明であろう。たとえばある国民の住居を国が強制収用して、その収用価格は政令で定めるとし、時価の半分にも満たない額を政令できめ、それ以上は支払わないとしたら合憲であろうか。憲法違反たること異論をみないであろう。それなのに人の生命や健康の場合のみ補償額を政令で確定しうるというのは不合理である（なお被告が最終準備書面であげる土地区画整理法の減歩に関する判例は、区画整理によって宅地の利用価値が増加しているから損失が生じていないことを理由にあげ、更に特別の場合には清算金或いは減価補償金が支払われる制度になっているから「敢えて（又はそのうえ）憲法を直接の根拠とする損失補償を認める必要はない」というのであって、右は損失がないか又は十分に補償される制度になっていることを前提としている。これに反し損失が生じているにもかかわらずそれを正当に補償しない法律制度の下でも、憲法の直接請求を認めない趣旨では全くない。むしろ判示はこのような場合は積極的に認める趣旨に解される）。

㈣　現行の救済のための給付は、実際の損失額より遙かに低い額でしかない。

国は、現在の救済のための給付が、内容・額について不当視されるようなものではない、とのべている。

果してそうであろうか。

まず、死亡者についてみると、死亡者の弔慰金は、改正法以前の救済措置を含めて、四七〇万円前後、鈴木増己、佐藤幸一郎、平野直子、大沼千春、小久保隆司、末次展敏《のぶとし》らは、四百万円をこえていない。満一歳前後の幼児が死亡した場合の損害額は、死亡時期によって若干異るが、裁判例で認められてきたホフマン計数によって算出すると過去及び将来のうべかりし利益と慰謝料の總計は平均的に七千万円前後となる。

これを、国が給付した額とを比較すると、給付額は多くてもその一〇分の一、少い場合は一九分の一にも達しないのである。どうしてこれが、不当視されないで済むような金額であろうか。

又後遺症者に対する給付金についてみても原告らの損害総額（原告最終準備書面第一部別表(二)(ツ)欄損害総額）と被告が今迄に現実に給付した額（被告給付一覧表）を比べると、殆んどが二〇分の一ないし二五分の一位である。

国は更に将来給付されるであろう分を加えて、比較せよというが、そもそも将来給付される分というのは不安定・不確定であり、最高裁判所の確立した判例によってもこれを控除すべきではないとされている。しかし、かりに被告国のいうとおり、これをホフマン式計算により現価に換算して、給付済額に加算しても（被告最終準備書面別紙二《将来給付額の現価及び給付済額一覧表合計欄》）、同じ計算方法によってえられた原告の前記損害総額のほぼ三分の一ないし四分の一にすぎないのである。

このように、死者に対しては十分の一ないし一九分の一、後遺症者に対しては、将来の不確実な分を入れて計算しても三分の一ないし四分の一しか、損害を填補しないのに、これをもって正当額とし、これ以外の請求は許されない、というのは、条理に反すること明らかである。

財産権に対する補償は、その社会的な内在的制約のため減額されることはありうるが、人間の生命・健康の損失に対する填補が減額されるべき理由は考えられない。然るに、通常の計算法によってえられる損失額の何分の一あるいは十数分の一しか補償せず、これをもって十分の補償があったとする国の主張は、国民の人格を無視するものである。

㈤　わが国法体系からみた国の主張の不合理性

そのような主張がわが国法体系上認められるであろうか。

わが国で伝染病予防のための予防接種ないし防疫はわが国では人に対してのみ行われているのではない。法律によって家畜や植物に対しても行われているのである。

家畜に対しては家畜伝染病予防法が、植物に対しては植物防疫法が制定されている。

家畜伝染病予防法は「家畜の伝染性疾病の発生を予防し及びまん延を防止することを目的」としているが、その第六条一項は、「都道府県知事は、家畜の伝染病の発生を予防するため、必要があるときは、家畜の所有者に対し、家畜について家畜防疫員の検査、注射、薬浴又は投薬を受けるべき旨を命ずることができる」と規定している。

これは法による強制命令であり、違反者は処罰される。すなわち同法六五条二号は、この命令に違反した者は五万円以下の罰金に処せられる旨規定している。

家畜に対する予防接種にも危険が伴う。それでは予防接種により家畜が死亡したらどうなるか。法はこの場合明文をもって全額補償すべきことを定めているのである。すなわち同法第五条一項は「国は次に掲げる動物又は物品の所有者に対し、それぞれ当該各号に定める額を手当金として交付する」とし、四号として「第六条第一項の規定による検査、注射を行なったため死亡した動物にあっては、当該検査、注射時における当該動物の評価額全額」と定めている。

植物防疫法も同様である。同法は「植物に有害な動植物を駆除し及びそのまん延を防止」することを目的としているが、同法一八条一項一号、三号によれば農林水産大臣は、有害動物又は有害植物が附着し、又は附着しているおそれがある植物の栽培を制限禁止したり、そのようなおそれのある植物を所有する者に対し、当該植物の消毒、除去、廃棄等の措置を命ずることができる旨規定されている。これも強制命令である。この命令に違反した者は同法三九条四号により三年以下の懲役又は五万円以下の罰金に処せられる。しかしこの命令に従うときは当然損失を伴うことがある。この損失に対して同法第二〇条一項は「国は第一八条の処分により損失を受けた者に対し、その処分により通常生ずべき損失を補償しなければならない。」と定めている。

このように、国が家畜に対する予防接種或いは植物に対する防疫のために家畜や植物に被害を与えたときは、社会共同の利益の維持に必要な伝染病の予防・防疫のために特別な犠牲を与えたのであるから、その所有者に国が全額損失補償するというのがわが国実定法法制度の構造なのである。

然るに、国民が国の法律に従って予防接種をうけたため死亡し、或いは重い後遺症害をうけたときに、国家はその損失を補償しない、或いはその損害の何分の一、十何分の一しか補償しないというのであれば、国家は国民を牛馬や草木にも劣った扱いをすることになる。こんなことが許されるというのは、現代文明の水準からみて、非常識かつ野蛮の一語につきる。

少くもこのような主張は、国民に対し健康で文化的な最低限度の生活を保障することを定めた憲法を頂点とし、家畜や植物の予防接種・防疫の被害についてまで、その全額を補償する法制度をとるわが国全体の法秩序と根本的に背馳する。

このような現行法秩序全体を通する精神を生かして法の解釈運用をはかることこそが法律家の使命である。生命や健康への保障をことさら低くおさえようとする国の主張は、法の精神に反し、いたずらに人間性と法の適用との間に矛盾撞着を生ぜしめるものであって、到底採用されるべきではない。

②（控訴審）準備書面 (二〇)

昭和五九年(ネ)第一五一七号損害賠償請求控訴事件
昭和六〇年(ネ)第二八八七号損害賠償請求附帯控訴事件

準 備 書 面 (二〇)

控訴人（附帯被控訴人） 国
被控訴人（附帯控訴人） 吉 原 充
ほか一五九名

一九九二（平成四）年四月二八日

右被控訴人（附帯控訴人）ら訴訟代理人
弁護士 中 平 健 吉
同 大 野 正 男
同 廣 田 富 男
同 山 川 洋一郎
同 秋 山 幹 男
同 河 野 敬

東京高等裁判所
第一〇民事部 御 中

弁論の更新を兼ねて、本件の事実上法律上の基本的な問題について、被控訴人の主張を明らかにする。

一 本件の基本問題について

1 第一に本件の被害は、法の命ずるところに従って予防接種をうけたことによって発生したものであるということである。

国は、国民に対し、法律によって予防接種を行うことを義務づけ、従わない者には刑罰を科していた（昭和五一年改正前予防接種法第二六条）。本件において強制接種の対象となる者は五三名。本件でインフルエンザ等勧奨接種による被害者は九名。国は勧奨接種の被害についてそれは国の公権力の行使でないとして争っている。しかし勧奨接種の「勧奨」はもっぱら国の判断と権限によって行われるものであって、その効果は、実施主体となる地方公共団体も、被接種者たる国民も事実上拘束するものであり、ドイツ連邦最高裁も二度にわたる判決（甲二二〇号証、甲二二一号証）の中で、勧奨接種はいわゆる"任意"ではなく、「良心の強制」であり、国の公権力の行使による事実上の強制であることを認めている（準備書面(六)第一、三 以下準備書面とは被控訴人提出のものをいう）。

一九五九年判決（甲二二一号証）によれば「現代国家は、個人が持つのとは全く別の手段を備えた組織の大きい習練をつんだ機構を利用しているので、個人に比較して一般的にはるかに大きな能力を有するものであり、新しい技術や科学に関する知識を検討したり、経験を集積し評価したり、その際に得られた種々の成果を国に適当と思われる手段で国民全体に知らせることができる。これに対し平均的な国民は多くの場合、今日の技術的・科学的事象や知識の複雑性のためこれらについてのある程度明確なイメージですらできない状態にある。」とし、「福祉事業の範囲では国民は国に対して懐疑や敵意を抱くのではなく、国を信頼し自発的にかつ責任をもって規律に従う意思を持っている」との前提に立って予防接種の勧奨は「法律的な接種の強制ではないが心理的要請により子供のために行為した親により特別の犠牲が課せられたことを意味する」と判示した。

ところで、予防接種は、伝染病の発生及びまん延を防止するためになされるのであって、社会の集団防衛を目的とするものである。それ故に法は敢えて国民にそれを強制している（乙七九号証福見秀雄「わが国の予防接種法の倫理と体系」一三六八頁以下）。

しかし、予防接種は、重大な被害を伴うことがある。本件において国は次のように主張している。「予防接種は一般的に安全であるが、ごくまれには不可避的に死亡その他重篤な副反応を生ずることがある。しかし、それにもかかわらず予防接種法は前記公共の福祉を優先させ、たとえ個人の意思に反しても一定の場合にこれをうけることを義務付けているのである」（被告準備書面(五)三頁）。

本件の被害は何れも国が法律上又は事実上接種を強制したことによって発生したものであって、被害者には結果回避の可能性は全くなかった。それどころか、すべての被害児の両親は、国のいうとおり、予防接種が、自分の子供を伝染病から守るための唯一の方法であると信じて接種をうけさせたのである。

この被害者の国に対する信頼と、それと全く反する結果の発生について、国は法律上の責任を負わないでよいのか。集団防衛のために個体が犠牲になったときに、社会はその犠牲を分担しなくてもよいのか。これが第一の基本問題である。

2 第二に、国が法によって接種を強制したワクチンの性質である。ワクチンは二面の性格をもっている。

(一) 一はワクチンは生ワクチン（種痘、ポリオ）であれ、不活化ワクチン（インフルエンザ、百日咳、腸パラ、日本脳炎）、トキソイド（ジフテリア、破傷風）であれ、何れも毒物であり、人体に対する異物である。それゆえ、ワクチンは何れも薬事法四四条二項（施行規則五二条別表第三）による劇薬指定を受けている。その接種は稀にではあるが重大な副反応を生ずることがあり、被接種者に死又は廃疾をもたらすことがある。その発生率は、国の主張によれば、第一期種痘について一〇〇万人に対し一六人ないし三四人、うち死者は一・七人ないし八・五人であるというのである（控訴人準備書面(一)二二六頁）。

毎年の被接種者は種痘についていえば、従来一〇〇万人ないし二〇〇万人であったから、毎年約三〇人から六〇人の重大な被害が発生し約三人ないし一七人の幼児が死亡していたことになる。以上の点については当事者間に争いがない。

そして、更に重大な事実は、予防接種にはこのように重大な被害が発生することを従来から国は知っていたということである。正確にいえば国とごく僅かな専門家のみが知っていたということである。そして、昭和四五年に至って予防接種被害が世に報道されるまで、接種の対象となる国民は、全くこの副反応の事実を知らされていなかった。しかし福見秀雄教授によれば、予防接種事故による事故は、これが始めてではなく稀ではあるにしても発生することはわが国だけでなく、世界周知のことである旨記述している（乙七九号証三六六頁）。日本では昭和の初頃文献で紹介され昭和一〇年頃からは発症例が報告され戦後には死因統計からも明らかにされている（大谷杉士証人調書二〇丁）。

㈡　ワクチンのこの危険性にもかかわらず、国が敢えて法によって国民にその接種を強制したのは、他面においてワクチンが、天然痘や小児麻痺など重大な疫病に対し、その発生、まん延を予防する殆ど唯一の薬剤であったという性格によるものである。もっともワクチンのうちには腸パラやインフルエンザワクチンのように今日でもその効果に疑問をもたれているものもないではない。しかし、重要なことは少くとも国はそれら疑問のあるワクチンを含めて、それが顕著な薬効を有し、伝染病の発生、まん延の予防に不可欠であるとしてその接種を強制してきたという事実である。

それは、第一に述べたとおり、集団防衛・社会防衛のために行われるものであった。個体防衛はその副次目的であり、予防接種法による接種の主目的は集団防衛にあるというのが、予防接種法の立法目的である。この点についても争いがない。

集団防衛としての予防接種の効果をあげるためには、接種率を高めなければならない。このことは原審での国側証人福見秀雄教授が強調されたところであり（福見秀雄証人調書三四丁）、その通りである。そのために、国は予防接種の実施方法として、原則として集団接種をとった。それは、接種率を上げるためには効果的な方法であり、今日でも多くの発展途上国でとられている方法である。しかしながら、アメリカや欧州各国のように個体の安全も重視する社会では個別接種がとられ、集団接種はとられていない。それは個体にとって危険性を増加させる方法だからである。

危険な劇薬であり、同時に極めて有効な薬剤であるというワクチンの二つの性格と国がとった強制接種の目的と方法は、本件の第二の問題の根幹をなすものである。

ワクチンが劇薬であり、きわめて稀ではあるが重大な被害を発生するという事実が分かっている以上、接種をうける個体の被害をできうる限りさけるために、細心の配慮をする義務が実施者にはある筈である。まして法によって接種を義務づけ、接種するか否かについての被接種者の自主的選択権を奪う以上、実施者は一層高度の安全配慮義務を負うといわなければならない。すなわち、予防接種を国民に義務づける以上は、副反応の発生をさけるためのできるだけ明確詳細な禁忌の設定と告知を接種医と接種対象となる幼児の両親に対して行うべきであると考えられる。これが告知されていれば自分の子の安全に最大の関心をもつ両親としては、細心の注意をもって、わが子の体調と禁忌に配慮を払ったであろう。又、医師も集団接種に際し、その適否について慎重になったであろう。

しかし、国は危険の詳細かつ広汎な告知が、国民に予防接種に対する不安を抱かせ接種率を下げることの方をおそれた。

国は、個体の保護よりは、集団の保護に優先権を与えた。国はワクチンの効果の方は周知したが、その被害については殆ど知らせなかった。その結果医学の専門家の間でもよく知られていない状態が昭和四〇年代まで続いていた。当審における双方申請の証人鴨下重彦東大教授の証言によっても、小児科専門の同証人でさえ医学生や医師のなりたての頃ワクチンの副作用の問題についてきちんと教育を受けたことはないし、昭和三〇年代まではそうであったと述べている（同当審証言調書四丁表）。

更に当審における国側の証人で国の予防接種の施策の推進者である平山宗宏教授は、昭和四〇年頃までは日本の周辺に痘瘡が流行していたこともあって、接種率をあげる方向に意識がむいており、接種によって重篤な合併症がおこることは報告されていたけれども頻度についての調査はされず、そちらには行政の目が向けられていなかった旨証言している（同当審証言調書五三丁表、五四丁表）。

このように医学専門家も副反応の状況をよく知らず、行政の目もそれに向けられていなかったために、被接種者の保護者に対しては昭和四五年頃に至るまで、ワクチンの副反応や禁忌について何の告知も国からなされたことはない。接種に際し問診票などが配られるようになったのは極く少数の例外を除き昭和四五年以後のことである。その結果として、保護者はワクチンの危険性については全く無知のまま唯々諾々として、国の命令に従った。被控訴人本人吉原賢二氏が当審の最終陳述で「予防接種事故のこのひどさを何故国がわたくしたちに知らせてくれなかったか、それが残念でなりません」とのべているのもその事実を端的に物語っている。本件被害者の保護者の誰一人も予防接種に重大な副反応が生ずることがあり、禁忌が設定されているということを知らなかったというのは恐るべき事実である。

しかも、集団接種という方法は接種率を増加させるには効果的であったが、同時に個体に対する副反応発生の危険を著しく増大させた。それは次のような理由による。

(1) 集団接種には、大量の接種担当者を必要とする結果、小児科の専門医だけでなく、全く分野を異にする産婦人科、整形外科、眼科などの非専門医も「医師」ということでこれに加わった。

(2) 短い時間に大勢の乳幼児に接種しなければならない。国の定めた実施要領によると種痘が一時間に八〇人（一人当り四五秒）、他のワクチンについては一〇〇人（一人当り三六秒）となっており、とても丁寧な診断をする時間的余裕はない。白井徳満博士は一時間に七人から一〇人くらいかかると述べている（原審調書一八丁表）し、鴨下教授もどんなに急いでも五分平均すれば一〇分ぐらいはかかると証言している（当審証言調書七丁表）。

(3) 殆どすべての接種医は被接種者と初見であり、被接種者や両親の健康状態を全く知らない。

この接種医側の悪条件と、副反応の事実や禁忌の内容があらかじめ全く知らされていない保護者側の状況が加わって、禁忌回避の可能性は、個別接種の場合に比して著しく困難であった。

このような集団接種の下に接種を強制する以上、担当医にも保護者にも容易に分かりうるような具体的な禁忌を設定し周知すべきであるのに現実に国の設定した予防接種実施規則は、四条一号のように「医師が予防接種を行うことが不適当と認められる疾病にかかっている者」というごとく抽象的でかつ現場担当医に大幅な裁量権を与えるような禁忌の設定の仕方をしていた。これは非専門医による接種という状況の下では不適切であり（鴨下教授当審証言調書一〇丁表）、平山証人のいうように、当時行政が集団防衛の実をあげることに関心が向かい、個体保護に関心が向けられなかった結果といわざるをえない。そして、現に本件においても白井徳満博士の鑑定書（甲二〇一号証）にあるように、禁忌ないし少くともその疑があり集団接種を避けるべきであったとされる者について、接種が行われたのである。

二　控訴審における法律上の基本問題について

国の命じた予防接種によって本件被害が発生している以上、その犠牲になった被害者及びその家族に国による救済が必要である。そのことは国も認めている。問題はその法的方法である。

その救済の第一の途は、前述の第二の点に着目し、予防接種被害が禁忌の看過によって発生した可能性を重視する方法である。

1　国家賠償請求について―最高裁平成三年四月一九日判決の合理性と限界

それは、最高裁第二小法廷平成三年四月一九日判決の示唆する方向である。同判決は、予防接種によって重篤な後遺障害が発生した場合には、必要な予診が尽くされたか、その被接種者が個人的素因を有していたこと等特段の事情が認められない限り、被接種者は禁忌者に該当していたと推定するのが相当である旨判示した。

㈠　この判決は、前述のとおり、国が接種率増加のため集団接種の方法をとりながら、個体保護に必要な禁忌の設定とその周知について十分でなく、その結果として現場接種担当者に禁忌看過の危険性を増大させたという社会的事実を前提とする限り、その合理性は十分肯認しうる。被控訴人らの請求原因の一は、この線に沿った国家賠償請求である。すなわち、適切な問診をつくさず、禁忌判断を誤まって予防接種をして重篤な副反応を生じさせた場合は、その結果を予見できたのに、過失により予見しえなかったと推定するのが相当であるとした最高裁第一小法廷昭和五一年九月三〇日判決と右最高裁第二小法廷判決の示す路線に沿って、接種担当医の禁忌看過の過失及び国の禁忌設定とその周知不十分の過失をあげて国家賠償の請求をするものである（準備書面㈤第二、準備書面㈨第四）。（なお、この請求原因について、国は、旧予防接種法五条の定期接種についての責任は認めるものの勧奨接種及び旧予防接種法九条の接種については国の責任を争っている。これに対する被控訴人の主張は、勧奨接種につき準備書面㈥第三、四、旧法九条接種につき準備書面㈥第三、二、三、準備書面㈨第二参照）。

国は、定期接種による被害者四名につき、禁忌看過の過失を争っているが（これに対する被控訴人の反論は準備書面㈨第一）、その余の者については争っていない。

㈡　しかしながら、右第二小法廷判決によって、本件がすべて解決したとはいえないところに、本件の難しさがある。

確かに第二小法廷判決は、文明国家に稀有の集団接種を前提とする禁忌軽視と看過による被害の救済には適合するが、予防接種被害の発生はそれに限らないということである。それは国も原審以来強調し続けているように、数量的には識別できないが、予防接種には、現在の医学的知見では解明できない原因によって重篤な副反応を生ずることがあるという事実である。先に述べたように欧米など文明国では、かなり以前から個別接種の方法をとっているが、それでも一〇〇万分の二〇ないし三〇くらいの割合で、死または重篤な障害が発生しているのである。本件でも⑦葛野あかね、㉗卜部広明らは旧法六条の二による個別接種をうけた者であり、担当医に過失が認められないにもかかわらず、重篤な副反応が発生している。

このように、予防接種の被害は、禁忌軽視ないし看過という接種側の過失に起因するものと、ワクチンそのものの性質に内在する危険性（その原因は不幸にしてまだ解明されていない）に起因するものとが混在しているのであって、重篤な副反応発生の原因をすべて接種担当医の過失に求めるのは、危険物を強制接種するについて最大の責任をもつ国の過失及び責任を不問に付するに帰し、責任の転嫁であって本件の事実的法律的の筋からみて著しく不合理である。特に、前記第二小法廷判決のみに依存すれば、接種医に過失がない場合、ワクチンから発生したすべての被害を被接種者とその家族に負担させることになるが、わが国憲法体系の下において、このような結果を認めてよいものであろうか。

2 損失補償請求について

そこで第二の法律上の問題を考えざるをえない。それは基本問題の第一にあげた点である。

㈠ すなわち、国は、予防接種が稀にではあるが不可避的に重篤な副反応を生ずる事実を承知していた。しかし、ワクチンのもつ効果からして、国民を伝染病の発生及びまん延から守るという目的のために、敢えて予防接種を法により国民に強制した。或いは勧奨により事実上強制した。それは集団防衛のためには、少数の個体の犠牲はやむをえないとする政策の選択である。その政策の違法性についてはここでは問わない。しかしこの政策を実施した結果、予見されたとおり予防接種による被害者が生じた。本件の被害者らはその一員である。

本件における接種は、地方自治体による接種であれ、定期接種であれ、個別接種であれ、すべて予防接種法又は国の勧奨による接種である。そこに何らの径庭もない。

そして国はこのような集団防衛の政策を選択し、強制接種をすることによって、公衆衛生上大きな成果をあげた。少くも国はそう主張する。われわれもそれを否定しない。然りとすれば本件の被害者はまさに国の施策による犠牲者である。そのことは何よりも国自体が認めている。歴代の厚生大臣は、本件被害者たちに次のように書いた書面を渡している。「あなたは予防接種を受けたことにより不幸にも障害の状態になられました。これは社会防衛のための貴い犠牲であり誠にお気の毒にたえません」（例えば甲四三八号証の一八）。

しかし、そうであればあるだけ、多数者の利益のために犠牲になった少数者の損害を放置してよいのかという問題を生ずる。これが本件で選択的な請求原因としている損失補償請求の基本であり、我々はそれが、最も本件の事案の本質に適した救済の方法であると考えている。そしてそれはわが国最高裁判所昭和四三年一一月二七日大法廷判決を始めとする最高裁昭和五〇年三月一三日判決、同年四月一一日判決の示唆する方途であり、原判決及びその後の大阪地裁判決、福岡地裁判決が採用した法的手段である。

㈡ これに対し、損失補償請求に対する国の主張は率直にいって基本的に混乱し矛盾していることを指摘せざるをえない。

国は一面において、損失補償が本件事案に最も即した方法であることを終始認めている。

国は原審で一貫して次のように主張した。

「伝染病の予防、特に集団防衛という公益実現のため、強制又は勧奨によってなされる予防接種に伴って、死亡その他の重篤な障害等の結果を生じた場合には、たとえそれが適法行為によって生じた事故の場合であっても、このような異常かつ特別の犠牲者に対して国が相当の救済、補償の措置を講ずべき根拠と必要があるといわなければならない。……国家賠償制度が公権力の行使、行為の違法性、故意過失を要件とし因果関係についても厳格な証明を要求するのに反して前記のような国家補償の制度では、予防接種制度に伴う事故を広く救済することができる。本件のようにいわゆる原因不明の予防接種事故の救済としては、国家補償の方向こそが問題の性質に適合しているというべきである」（被告準備書面(八)第二）。

国は当審でも次のようにのべている。

「伝染病からの社会防衛という公益の実現のため、強制又は勧奨によってなされた各予防接種に伴って生じた死亡その他の重篤な副反応は、その被害者にとって正に日常用語的意味においては異常かつ特別の犠牲ということができ、そのような犠牲者に対して国が相当な救済、補償の措置を講ずべき根拠と必要があることは、控訴人自身……準備書面で繰返し述べてきたところであ」る（控訴人準備書面(一)一二〇頁）。

我々は国のこの基本的主張に同意する。それは最も素直な事案の見方であり、又それなるが故に、原判決以後現れた大方の学説がこれを支持する所以である。

しかしながら、国は、他方において、損失補償の権利としての請求に対しては、色々な法律論を展開して極力これを否定しようとしている。控訴審における国の主張の多くは損失補償請求の否定のために費されているのであって、先の自らの基本的見解と全く相反する結果をもたらそうとする矛盾をおかしている。

そこで以下にその主要な論点についての被控訴人の意見をのべる。

三　損失補償請求についての法律上の論点について

1　国の第一の反論は、そもそも憲法二九条三項は具体的事件に直接適用がなく、ことに補償額について法律又は政令が定められているときはそれが優先適用され、憲法の同条項を適用する余地はないというのである。

しかし、右の主張は先にあげた最高裁大法廷判決及び累次の最高裁判決が、憲法二九条三項による直接請求権を認めている判旨に反するのみならず、法律、政令が正当補償に達しない低い補償額を定めているときは、憲法二九条三項が直接適用される以上、それに基いて不足額を請求できるのは当然である。国の見解は、下位規範である法律・政令によって上位規範である憲法が制限されるというに帰し、憲法の最高法規性を否定するものであって、法体系の倒錯である。

2　国の第二の主張は、憲法二九条三項は財産権の収用に関する規定であって、より重大な国民の生命健康には収用の観念を容れる余地がなく、同条項を準用又は類推適用することはできないというのである。

しかしながら、憲法上、より低い価値である財産権が公共の目的のため用いられたときには、必ず正当な補償が必要とされるのに、憲法一三条、二五条が立法その他国政の上で最大の尊重を必要とし、国民に権利として保障している個人の生命、健康について、それが公共の目的に用いられたときには正当な補償を必要としないという結果になるように憲法の解釈をするのは本末転倒である。

そして憲法二九条三項は、単に「財産権の収用」という限定された場合の規定ではなく、前記最高裁大法廷昭和四三年判決も、公共のために必要な制限が、受忍の範囲を超え特別の財産上の犠牲を課したときには、同条項により直接損失補償請求をなしうる趣旨であると解し、狭義の「収用」に限定せず、特別犠牲の観念を採用している。本件において、国は伝染病から社会を守るという公共目的のために、不可避的に重篤な副反応が生ずることがあることを承知の上で敢て法律を制定し予防接種を国民に強制した。その結果公衆衛生上大きな利益をあげる反面、少数の幼児が死亡又は重大な後遺障害という受忍の限度をこえる特別の犠牲を生じたものであるから、まさに右最高裁判決の判旨に徴し補償の対象となるべきものである。

3　第三に国は、生命や健康が特別犠牲となったことによる損失の算定は困難で、何をもって「正当補償」とするかは極めて多義的、流動的、相対的であり、司法の場で一義的にきめられないから、憲法二九条三項は準用されないと主張する。

しかし、これは不可解な主張である。もとより生命、健康の価値は至上であって何ものにかえ難いが、それが損害をうけたときは、損害賠償の対象となることは勿論であり、現にわが国裁判所も交通事故など多数の事件においてそれを金銭に算定してきた。その算定方法は若干の差はあるにせよ、ほぼ一定の算式をもって計算されている。特に幼児の場合はその額はほぼ一率に定められる。裁判所が何故それを一義的に定められないのか、行政機関のみがよくなしうるのか、全く不明である。

そのうえ国の主張は違法行為による損害と適法行為による損失とでは全く異なり、損失補償は政策的配慮によって減額しうるという見解に立っている。更には、慰藉料も補償の範囲に入らないとのべている（控訴人最終準備書面二四二頁、反論として準備書面(六)三四頁）。このように政策的な自由裁量によって補償額をきめられるという主張はまさに憲法二九条三項に真向から違反する。同条項が「正当補償」というのは、立法や行政による自由裁量を認めず、原則として客観的な完全補償を認めているのである。このことは、生命健康の場合でも全く変らない。自動車事故で死んだ場合に比して、予防接種で死んだ場合は、その損害が少なくなるなどといういかなる根拠もありえない。

国の適法行為によってなされた場合は損失の補塡は安くて良いとか、政策的裁量できめられるとかという考え方こそ、わが国憲法二九条三項の否定するところである。

4　第四に、国は、現在政令できめられた給付制度は、憲法二九条三項の精神に基くものであり、政令に定める支給額は損失補償の額として十分である旨の主張もしている。

しかしこの主張は二つの点で大きな誤まりを犯している。

第一は、政令による給付制度は、国の政策的裁量による〝救済〟制度であって憲法二九条三項が国の義務、国民の権利として規定した「正当補償」の観念が全く欠落していることである。それは国が主張するこの救済制度の立法経過をみても明白であって、予防接種被害に対する救済制度は、不法行為に基づく国家賠償責任も、適法行為による損失補償責任も否定したうえで、〝新種の制度〟として設けられたものである。決して憲法二九条三項に基づいて制定された制度ではない（控訴人最終準備書面二七九頁）。従って、そこには「正当補償」の観念はなく、支給額はすべて行政機関の裁量とされているのである（控訴人最終準備書面三一九頁、反論として準備書面(六)第一、六）。

第二にその結果として給付額は、わが国裁判所が生命健康被害の損害として認定する額として著しく少額であるということである

（準備書面㈡及び同㈥第一、七）。

救済制度による給付額と原判決認容の損失額を比較すると、死亡被害者については平均一〇・五％、Aランクの生存被害者については平均三〇・四％、Bランク生存被害者（四名）については平均三七・四％、Cランク生存被害者（二名）については平均三〇・六％にすぎない。すなわち、救済制度の給付額は、裁判所認定の損害額の一割から三割にすぎない。七割から九割がカットされているのである。これが「正当補償」とはかけ離れた数字であることは何人の目にも明らかである。

その上、この救済制度には多くの欠陥がある。一例をあげるならば現に生存被害者がその後死亡した場合は、死亡交付金一九二〇万円が支給されるのではなく、今まで給付された額をそれから控除して支給されるのである。

このように、現在の救済制度は、その制度の目的からいっても、その現実の給付額からいっても、到底憲法二九条三項の損失補償に代替しうるものではない。

5　予防接種の被害に対する損失補償の法律上の論点については、ドイツ連邦最高裁の二つの判決が本件で当事者双方が烈しく主張している損失補償の当否に関するあらゆる論点についての判断を示している。

この二つの判決とはライヒ最高裁一九三七年（昭和一二年）一一月一六日判決（甲第二〇八号証）とドイツ連邦最高裁一九五三年（昭和二八年）二月一九日判決（甲第二〇九号証）である。三七年判決は予防接種被害者に損失補償請求権を否定し、五三年判決はその判決を変更して損失補償を認めた。この両判決と本件における争点の対比については詳しくのべているが（準備書面㈤第三）、これはドイツ法に固有の問題についての判例ではない。特別犠牲の法理論が、国民の生命健康の犠牲に適用されうるかという基本理論についての判例である。ドイツの犠牲補償請求権に関する法制度は、わが国憲法二九条三項について最高裁判決が判示する特別犠牲の法理と、その法観念を共通にするものである。すなわち右両判決の基にあるプロイセン普通法七五条は、「国家は特別の権利・利益を公共の福祉のために犠牲に供すべく強制される者に対し、補償するものとする」と定めているのであり、三七年判決は、これを財産権に関する特別犠牲の規定であると解したうえ、当時の国家社会主義の法観念に照らし補償の観念は後退すべきで、予防接種の被害は、国民の受忍すべきものであるとした。しかし五三年判決は最近の法発展の成果に照らしこれを全面的に変更した。予防接種による生命・健康の被害は公共の利益のための特別な犠牲であり、生命健康の保護は財産権の保護に劣後するものであってはならず、少くとも同様の保護が与えられなければならない、それは憲法以前の人間社会の根本の理念であるとして、特別犠牲による補償請求権を認めたのである。

わが国最高裁大法廷昭和四三年判決の判示に徴するとき、憲法二九条三項は、単に財産権の収用に限定される規定ではなく、公共目的のために重大かつ特別な犠牲となった国民に対し正当な補償を認める趣旨であって、それはドイツ基本法と法理を共通にするものであり、ドイツ連邦最高裁五三年判決の示した法理論は本件において、まさしくそれに相応しい救済の方途を示すものと考えられる。

四　本件の被害の重大性と損害額補正の必要

本件の予防接種被害者は六二名である。うち死亡二八名（昭和六一年七月一九日⑪伊藤純子、平成四年二月二八日(55)高橋尚以死亡）、Aランク障害者二八名、Bランク四名、Cランク二名である。

原審においては、六二被害家族の全員について、当事者本人尋問が行われた。特にAランク後遺症者当時三〇名のうち、二九名は供述を行う精神能力を喪失し、また法廷に出頭することが不能であるため裁判所がBCランク後遺症者を含めその自宅三二ケ所に赴いて、本人の状況を直接認知された。しかし検証ではないからその状況は調書に何も記載されていない。介護に当る両親の供述を除いては僅かに被控訴人が提出した写真によって認識しうるのみである。

控訴審においては、裁判所は八名のAランク被害者の家庭に赴いて同様の証拠調を行われた。それは原審において当事者本人の証拠調が行われてから既に九年以上を経過し、被害の状況が一段と深刻化していたからである。

原審における証拠調の際には、被害者の多くはいまだ成年に達していなかった。それは被害児と呼ばれるのに相当であった。しかし、今日では後遺症者は二名を除き成年をすぎ三十歳をこえている人も一〇名に及ぶ。これらの人々はもはや被害児ではない。もし予防接種事故にさえあわなければ、立派に成人になり家庭をもって社会的活動をしている人々であろう。しかし、現実は、精神能力を全く失って危険の自覚すらできないか、運動能力が失われ寝たきりになるか、或いは発作を押えるための抑制剤の副作用として巨大化するか、或いは四肢が麻痺して行動できないか、てんかん発作をひん発して転倒するか、様々な形であるが、本人一人では全く生活はおろか生存を維持できず、全介助を必要とする状態になっているのである。それらの被害者の不幸は両親を始め全家族を捲き込んでいる。

しかも事故後約二十数年を経て、介護に当る両親の多くは、既に六十歳前後に達し、被害者の介護に疲れ果てている。それは言葉でいうのではない。家庭介護を続ける両親の殆んどは、腰痛や筋肉痛に悩まされ、不眠や神経症に苦しんでいるのであり、それらの病状については、医師の診断書或いは本人の供述によって立証されている。

このような状況はまさに重大な経済的精神的損害を伴うものである。損害又は損失の塡補とは大阪地裁判決の判示する如く、「予防接種による副反応発生の前後を通じて被接種者の状態を等しくならしめるような補償」であることを要するのである。

然るに国は、前述のとおり、予防接種の目的たる公共の必要性などの諸要素を考えると、予防接種禍による損失補償の額は、〝政策的配慮〟によって国家賠償の場合の賠償額を相当下まわってよい旨主張している。このような主張が、果して本件被害の実情に適合するかどうか、また既に一審判決後十年をすぎようとしている今日の社会経済状況からみて、一審判決の認定額を補正しないでよいかどうか、それらはまさに百聞は一見にしかずであると考える。

その意味において、本来ならば証拠調を終了した段階にある本件において、敢えてごく限られた範囲において、更新前に取調べなかったAランク後遺症被害者三名の保護者であり介護者である当事者本人六名の証人調を申請した次第である。

③（最高裁）上告人（原告）の弁論要旨

平成五年(オ)第七〇八号

上告人　古川博史
同　古川治雄
同　古川イツヱ
被上告人　国

弁論要旨

一九九八（平成一〇）年四月一七日

上告人ら訴訟代理人
弁護士　中平健吉
同　廣田富男
同　山川洋一郎
同　秋山幹男
同　河野敬

最高裁判所
第二小法廷　御中

一九九八（平成一〇）年四月一七日の口頭弁論期日における上告人らの弁論の要旨は、左記のとおりである。

記

第一　はじめに

一　はじめに

上告人らが本件訴訟を提起したのは昭和四九年一二月五日ですから、すでに二三年余が経過しております。当時二二歳であった上告人古川博史は今年四六歳になります。両親である上告人治雄及び同イツヱもそれぞれ八六歳、七九歳になります。上告人治雄及び同イツヱは、二人が元気のうちに裁判が終わることを切に願っております。

裁判は長期化しましたが、六二被害者の集団訴訟のうち、原審で一人だけ請求が認められなかった被害者である上告人博史に関する本件上告審で、貴小法廷が慎重に審理を重ね、本日弁論を開かれたことに対して、深く敬意を表します。

二　上告人博史の被害

上告人古川博史は、昭和二七年五月一九日に生まれました。生まれた時から元気に育ち、広島県呉市の保健所で健康優良児に応募することを勧められたほどでした。

しかし、生後五か月の同年一〇月二〇日種痘の定期接種を受け、その七日後に始まった種痘後脳炎によるけいれんと発熱は、上告人博史の人生をほとんど台なしにしてしまいました。けいれんと発熱にびっくりし途方に暮れた両親（すなわち、上告人古川治雄と上告人古川イツヱ）は、上告人博史を抱えて必死で呉市内のほとんどの医院を駆けずり回り、広島市の広島県立医科大学附属病院でも診療を受けました。

しかし、種痘後脳炎によるけいれん発作は止まらず、上告人博史の脳細胞は徐々に蝕まれ続けたのです。上告人博史は、昭和三五年ころ、ようやく座ったり身体を転がして移動することができるようになり、その後、二、三歩伝い歩きができた時期もありましたが、昭和四八年ころからは今日まで二五年間寝たきりの状態にあります。

上告人博史は、種痘後脳炎が発症するまでは、すでに笑顔を見せるほど情緒の発達も順調でした。しかし、発症後は、顔は無表情になり、知能の発達もほとんど全く停止して今日に至っています。ベッドの傍らで人が話しかけると顔を向けることはありますが、それ以上に言葉はもちろん、顔で表情を表すこともできません。

弁論要旨末尾の四葉の写真は、現在上告人博史が入園している東広島市にある広島県立心身障害者コロニー「わかば療育園」の病室で、母親である上告人古川イツヱから昼食を口に運んでもらっているところや、食事後に口のなかのクリーニングを受けている状態を撮影したものです。写真からわかるように、上告人博史が摂取する食物は、ほとんど流動食に近い物ですが、それでもスムースに摂取することができません。一回の食事時間は、早いときで四〇分、調子が悪いと一時間もかかります。両下肢は胴体から右に四五度以上も曲がっており、特に右下肢は、捩じれていて、体の前方を指しているはずの足指が後方（背中側）を向いています。

上告人博史は、今まで母親に向かって一度も「お母さん」と呼んだことはありません。学校で学んだり、友達と遊ぶこともできませんでした。本を読んだり、映画やテレビを楽しんだり、野山を歩くこともありませんでした。もちろん仕事の苦楽を享受したこともありません。そして、誠に残念ながら、将来も、このような人生の大切な営みは、全く期待できないでありましょう。

このように、種痘後脳炎によって上告人博史が蒙った被害は、無限といってもいいほど、深刻です。

四五年余にわたる上告人博史本人の苦痛は、どのような物差しによっても計りえないものであります。上告人博史は、上告人治雄と同イツヱがもはや体力の限界であるとして施設入所を余儀なくされた昭和五八年までの約三一年間、自宅で両親と家族全員の介護を受けてきました。この三一年間上告人博史の病状が少しでもよくなればと東奔西走して介護に明け暮れ、「わかば療育園」入園後も今日まで上告人博史とともに苦闘しつづけてきた上告人治雄及び同イツヱの心痛と負担もまた重大であると言わねばなりません。弁論要旨の末尾に上告人治雄の切々たる心情をまとめましたので、ご覧いただきたいと存じます。

三　被上告人国の過失

原判決は、上告人博史の被害が種痘の副反応である種痘後脳炎によるものであることを認定したうえ、さらに上告人博史が種痘後脳炎を発症するについては、厚生大臣に過失があったことを次のように認定しています。

㈠　予防接種は、異物であるワクチンを人間の体内に注入するものであって、それなりの危険をともない、脳炎・脳症のような重篤な副反応が発現することも絶無でないことが経験的に知られ、特に、種痘の副反応として種痘後脳炎が発症する事実は、古く戦前から認識されていたこと

㈡　予防接種法は、社会防衛の見地から国民に予防接種を義務づけているが、接種を受ける国民が生命にもかかわるような重篤な副反応が生じることまで義務づけているものではないこと

したがって、予防接種を強制する国としては、予防接種を受ける個々の国民との関係で、可能な限り予防接種によって重篤な副反応が生じないよう努める法的義務があること

㈢　重篤な副反応事故の発生を防止するためには、重篤な副反応（合併症）の発生する蓋然性が高いと経験的に考えられる特定の身体

的状態を禁忌とし、これに該当する禁忌者を的確に識別し、予防接種の対象から除外する体制を作る必要があること

㈣ しかるに、国は、種痘施術心得に「予防接種施行前に被接種者の健康状態を尋ね、必要がある場合には診察を行わなければならない」旨の定めを置いていたものの、急いで実施する場合の医師一人当たりの一時間の接種対象人数を八〇人とするなど、適切な予診を行うには程遠い体制で予防接種を実施することを許容し、現場で予診が殆どなされていない実情を知りながら、これを放置したこと

実際、上告人博史は本件種痘に際して問診その他一切の予診を受けなかったこと

また、国は、昭和四五年以前は、国民に対して予防接種事故の実態を公表しないのみならず、接種を担当する医師に対しても予防接種事故についての情報を十分には提供せず、禁忌について積極的に周知を図るような措置を取らなかったこと

㈤ 上告人博史は、禁忌者に該当していたと推定されるが、厚生省の業務を統括する厚生大臣の右のような過失により、禁忌が看過された結果、本件種痘を受けるにいたったものであること

四 損害賠償請求権の発生と消滅

原判決は、このように、種痘の定期接種という公権力の行使に際しての厚生大臣の過失を認定し、上告人博史の種痘後脳炎による重篤な被害に関して、上告人らが国に対して、国家賠償法にもとづく損害賠償請求権を有するに至ったとしております。

ところが、原判決は、集団訴訟の六一被害者についてはは国に損害賠償を命じながら、上告人博史に関してだけは、損害賠償請求権が種痘の日である昭和二七年一〇月二〇日から二〇年を経過した時点で、除斥期間の満了により法律上当然に消滅したとして、昭和四九年一二月に提訴した上告人らの請求を棄却しました。

しかし、裁判規範上最も尊重されるべき正義と公平の理念に照らして、かかる結論は、到底認めがたいものと言わねばなりません。

そして、実体法の解釈としても、損害賠償請求権が除斥期間の満了により消滅したとする原判決は、少なくとも第二以下に述べる三点において誤っており、この誤りが判決に影響を及ぼすことは明らかであります。

第二 除斥期間内における権利の行使

一 後遺症一時金の支給申請による権利行使

㈠ 国は、前述のように、長年種痘により種痘後脳炎等の重篤な副反応が生じることをひた隠しにしてきたのですが、種痘を含む予防接種による副反応の被害が社会的に問題化したため、昭和四五年七月三一日閣議了解により「予防接種事故に対する措置について」と題する措置が定められました。

その内容は、乙第五二号証によれば、国は、当面緊急の行政措置として、次のような措置を講じることとされました。

すなわち、予防接種の副反応と認められる疾病により

① 現に医療を必要とする者に対しては、自ら負担した医療費の額に相当する額を

② 後遺症を有する者に対しては、一定の後遺症の等級や年齢に応じて、三三〇万円から一六〇万円を

③ 死亡した者については、死亡した者の遺族に対して、死亡児の年齢に応じ三三〇万円または二七〇万円を

それぞれ給付するというものです。

㈡　上告人古川治雄は、上告人博史の親権者として、種痘後脳炎による被害について昭和四六年四月一二日、右閣議了解に基づく後遺症一時金の支給申請をし(甲第四五六号証の七)、昭和四七年一二月一時金の支給を受けました。

㈢　この後遺症一時金の支給申請は、つぎのような諸点に鑑みれば、少なくとも民法七二四条の除斥期間との関係においては、上告人博史の種痘後脳炎による被害について、国に対する損害賠償請求権の権利行使とみるのが相当であります。

①　前述のとおり、閣議了解に基づき国が給付の措置を講じたのは、予防接種の被害者に対して、被害者が支出した医療費、後遺障害による被害及び死亡による被害の一部を補償・補塡することを表明したものであり、これに応じて被害者がなした医療費や後遺症一時金等の支給申請は、国に対して、医療費、後遺症による被害等の補償・補塡を請求する意思表示であります。しかも、この支給申請書には、接種した予防接種の種別、実施者、実施日及び副反応の経過が具体的に記載されており、裁判外の損害賠償請求権の権利行使として、権利の特定性に欠けるところはありません。

②　閣議了解による「緊急の行政措置」は、なんら実定法上の根拠を有するものではありませんが、それでもなお、これに応じた被害者の支給の申請が、公法行為としての側面を有するとしても、そうだからといって、私法上の補償・補塡を求める意思表示としての性格まで否定しなければならないような合理性や論理必然性は、些かも存在しないのであります。

㈣　除斥期間の経過満了前に、裁判外で権利を行使すれば、その権利は保存され、除斥期間の経過によっても権利が消滅しないことは、最高裁判所第三小法廷判決平成四年一〇月二〇日(民集四六巻七号一一二九頁)が判示しているところです。

この判例は、民法五七〇条で準用される同法五六六条三項の除斥期間についてのものですが、除斥期間の制度が条文ごとに異なることはあり得ませんから、民法七二四条の期間制限が除斥期間であるとすれば、当然同条の除斥期間にもこの判決の適用があるとしなければなりません。

㈤　以上の法理は、本件と同種の事案についての大阪高裁平成六年三月一六日の判決(判例時報一五〇〇号)においても是認されているところであります。

㈥　前述のように、上告人博史が後遺症一時金の支給申請をしたのは、種痘を受けた昭和二七年一〇月二〇日から二〇年を経過する前の昭和四六年四月一二日ですから、上告人らの本件国家賠償法に基づく損害賠償請求権が民法七二四条により消滅したことはないのであり、原判決は明らかに誤っているといわざるを得ません。

第三　上告人らの本件請求と民法七二四条後段の期間制限

一　除斥期間制度は正義と公平に反してはならない

1　原判決は、上告人らの本件訴え提起が不法行為の時から二〇年を経過した後にされたことを根拠に、上告人らの本件損害賠償請求権は除斥期間の経過により消滅したと判示しています。

仮に、本件で被害者側に訴え提起が遅れたことについてやむを得ない事情があったとしても、「一定の時の経過によって法律関係を確定させるため、被害者側の事情等は特に顧慮することなく、請求権の存続期間を画一的に定めるという除斥期間の趣旨からすると、……本件で除斥期間の経過を認定することが、正義と公平に著しく反する結果をもたらすということは到底できない。」とその理由を述べています。

しかしながら、原判決のこのような判示は、法がその理念とする正義と公平に著しく反し、民法七二四条後段の解釈を誤ったものであります。

いうまでもなく正義と公平は法の一般的な原理であり、すべての法制度は正義と公平を存立の基盤としており、これに反する法制度の存立は許されないというべきであります。

除斥期間もまた同様であり、民法七二四条後段の規定が具体的事案の事実関係に対して、正義と公平に反して解釈適用されることがあってはならないものです。

原判決は、「一定の時の経過によって法律関係を確定させるため請求権の存続期間を画一的に定めた」とする「除斥期間の趣旨」を根拠として、二〇年の「時の経過」のみを考慮すると判示していますが、権利行使の可能性がないことについて被上告人に責任がある場合、あるいは権利行使がそもそも法的に不可能である場合等について、このような事情を一切無視することは、法が理念とする正義と公平に著しく反するといわなければなりません。

2　民法七二四条後段は、「不法行為ノ時ヨリ二十年ヲ経過シタルトキ亦同シ」と定めていますが、これは、前段において、「不法行為ニ因ル損害賠償ノ請求権ハ被害者又ハ其法定代理人カ損害及ヒ加害者ヲ知リタル時ヨリ三年間之ヲ行ハサルトキハ時効ニ因リテ消滅ス」とされているのをうけた規定であることはいうまでもありません。

前段の三年の期間が消滅時効であることについて異論はなく、民法起草者は後段の二〇年の期間も同様に消滅時効と解していたとされています。

ところが、学説上、この二〇年の期間の法的性質を「除斥期間」とする見解が現れ、ついには原判決も依拠する最高裁判所第一小法廷平成元年一二月二一日判決が、「民法七二四条後段の規定は、不法行為による損害賠償請求権の除斥期間を定めたものである。」と判示するに至りました。

しかし、改めて指摘するまでもなく「除斥期間」という用語は民法中に存在しているものではなく、もともと学者が時効と区別するために外国の学説にならって用いてきた講学上の概念であり、その定義や法的効果が一義的に定められているものではありません。また、学説によってもその論旨は多様であり一致しておりません。

さらに、最高裁判所第一小法廷判決ののちには、「かえって、学者の多くは時効説をとり、また除斥期間説をとるものでも濫用の余地ありと解するなど、いまや時効説が優勢の感がある」（松久三四彦「消滅時効」新・現代損害賠償法講座第一巻総論二八六頁）と指摘されてもいるところです。

たとえば、この二〇年の期間を除斥期間と解するとしても、期間経過後になされた債務者の承認や弁済の効果はどうなるのかとの疑問が生じることになりますし、また、「請求権の存続期間を画一的に定めた期間であって、援用も不要である」とするならば、「たとえ権利行使が不可能であったとしても行為の時点に起算点が固定化されてしまう」ことになりますが、そのような帰結については、「一定の時の経過」のみを考慮するような「非人間的かつ機械的な期間制限は存在しないし、存在すべきでもない」（金山直樹「権利の時間的制限」ジュリスト一一二六号一三二頁）と、根本的な疑問が提起されています。

3　民法七二四条後段の解釈適用にあたって、これを除斥期間であると解するとしても、少くとも権利行使の可能性が存在する場合が前提となっているというべきであり、これを不問にしたまま、「不法行為をめぐる法律関係の速やかな確定」のみを一律に優先させることは、法がその理念とする正義と公平の観念に合致しないと断ぜざるを得ません。

二　権利行使できなかったことについての国の責任

1　本件において、上告人らの訴え提起が不法行為の時から二〇年を経過した後にされたことは事実ですが、その原因は、被上告人が上告人らの権利行使の可能性を奪い、権利行使ができないようにしてきたこと、すなわち、権利行使ができなかったことについて被上告人に責任があることに留意すべきであります。

2　本件の事実関係に対する民法七二四条後段の適用を考えるとき、まず予防接種被害の特殊性に着目しないわけにはいきません。すなわち、上告人博史の本件被害は、法の命ずるところに従って予防接種を受けたことによって発生したものであるという事実であります。

本件の種痘は、伝染病（痘そう）の発生及びまん延を防止するために、社会の集団防衛を目的として、国民に接種を義務づけ罰則をもって強制してなされています。しかも、上告人治雄及び同イツヱは、この種痘が子どもを伝染病から守るための唯一の方法であり、子どものためであると信じて本件の種痘を受けさせました。

しかし、種痘は痘そうの予防に効果的であった反面で、被上告人の主張によっても、第一期種痘について一〇〇万人に対し一六人ないし三四人の死亡あるいは重篤な副反応が生じていました。

そして、看過することができないのは、国は予防接種のこのような重大な被害の発生を知っていましたが、他方で、接種を強制されていた国民は、この副反応発生の事実を知らされていなかったという事実であります。

集団防衛としての予防接種の効果をあげるために、国は接種率を高めることに予防接種行政の主眼をおき、副反応発生の事実を秘匿してきたのです。

国が副反応の発生を公式に認めるようになったのは、一九七〇（昭和四五）年に行政救済措置を創設してからであり、上告人らは、少くともそれまでは事故原因の究明あるいは被害の責任追及が不可能な状態におかれていたのです。

3　国は、上告人博史が本件種痘を受けた当時、国民に対してはもちろん、接種を担当する医師に対しても、予防接種事故の実態や情報を知らせていませんでした。

原判決は、厚生省当局が昭和四〇年代になるまで長らく、自己が把握した予防接種の副反応事故例についてはこれを外部に公表しないという対応をとっていたと認定し、当時の厚生省の態度・姿勢は、厚生省当局が予防接種の普及、接種率の向上の方に主として関心がいき、予防接種事故の存在を公開することは、その妨げになるという認識を持っていたと認定しています。そして、原判決は、昭和二八、二九年ころ厚生省防疫課の係官が「当時事故例を集計しても、防疫課長の机の引き出しにしまって絶対に公表しないという態度であった」と昭和四七年の講演会で述べたこと、また、同じ講演会で、昭和四二年ころ厚生省防疫課長を務めた者が、「五年前（すなわち昭和四二年ころ）に公衆衛生院の疫学研究会のときに初めて種痘の副作用というものを防疫課長として一応オープンにした。そのとき、当時の予研の痘そうワクチンの責任者から、そんなことをしていいのかというお叱りがあった」と述べた例まで指摘しています（原判決㈢一五三頁以下）。

国は、上告人博史ならびにその保護者である上告人治雄および同イツヱに対しても、昭和四七年一二月予防接種事故審査会が認定するまで、博史の疾病が種痘後脳炎であったことを知らせたことはありませんし、症状を軽快させるための医療的措置を施したこともありません。まして、種痘後脳炎等の副反応を防止するために禁忌の設定とそれを発見するための予診が必要であることも、上告人らに説明したこともありませんでした。

4　国が上告人博史の本件事故について説明することはおろか、予防接種事故の存在すらひた隠しにする態度をとっていたため、上告人らは、種痘によって重篤な副反応が生じることも知らず、上告人博史が検診の日から発熱・けいれんをおこしても、それが種痘後脳炎であることをまったく知る術もありませんでした。上告人博史は、その後呉市内の殆どの小児科の医院を訪ねて診察を受けましたが、どの医者も種痘後脳炎であることを診断できる医者はいませんでした。一週間後、どうしてよいかわからず接種を受けた保健所を訪ねましたが、保健所も「これは病気が重いから専門医に見てもらって、医大へ行った方がいいんではないか」と言うだけでした（上告人イツヱの本人尋問の結果）。

上告人博史が種痘後脳炎の後遺症であると初めて診断されたのは、昭和二七年一一月ころ広島県立医科大学付属病院においてでした。同病院での診療も、上告人らが自ら診療を受けに行ったのであって、保健所やその他の国の機関の関与によって実現したものではないことはいうまでもありませんし、まして、上告人らはこの種痘後脳炎が国の責任と関係があることを知る由もありませんでした。

国が、上告人博史の疾病が種痘後脳炎であることを初めて認めたのは、すでに本件種痘から二〇年を経過した後の昭和四七年一二月になってからのことであります。すなわち、昭和四五年になってようやく種痘禍が社会的に注目される問題になり、そのため国は閣議了解によって、予防接種の被害者に対して後遺症一時金等を支給することを決定し、その前提として予防接種と事故との因果関係を審査するために予防接種事故審査会を設置しました。上告人らの申請に基づき、同審査会が上告人博史の疾病を種痘後脳炎と認定したのが、昭和四七年一二月でした。

しかし、これとても、国が上告人博史の種痘と本件発病との間の因果関係を認めただけで、誰が上告人らの損害について責任を負うのかを推し測る資料や情報はなんら提供されておりません。少くとも種痘の副反応として種痘後脳炎がどのような割合で発生するのか、その発生を防ぐためには、禁忌を設定し、禁忌者を接種対象から除外する必要があること、それゆえ予診が重要であること等を知ることなしには、到底本件訴訟を提起することは不可能です。

しかも、この行政救済措置は、損害の一部を塡補するものではありますが国の法的責任を認めたものではありませんから、上告人らが法的責任の所在を判断することは不可能です。

5　この間、上告人治雄及び同イツヱは、同博史の発症後、国の援助を受けることもなくひたすら同博史の症状が軽快することを期待して、さまざまな診療機関を訪ねてまわり、看病と介護に明け暮れていたのであって、自らの情報収集で同博史の発症の原因を追及する余裕はありませんでした。

上告人らは、昭和四九年六月ころ、すでに予防接種の被害者ら五〇数家族が国に対する訴訟を提起していることを知り、これに参加する決意をしたのです。

また、上告人ら以外の被害者について国の法的責任が確定したのも、一九九二(平成四)年一二月一八日東京高裁判決までの時間を要しているのであります。

6 このように、法をもって種痘を強制してきた国が、上告人ら種痘による副反応の被害者らに対する医療と説明を一切行わず、かえって種痘後脳炎の発生をひた隠しにしたことは、国民に対する姿勢として背信的ともいえるものであり、少くとも重大な任務懈怠であって、とうてい看過できるものではありません。

上告人らの本訴提起が遅れたのは、決して権利の上に眠っていたわけではなく、種痘によって生じる種痘後脳炎について、国がなんらの医療措置を講じないうえ、その発生事情についての説明義務を怠っていたからであります。

すなわち、上告人らは、被上告人の長年にわたる事故原因隠しの結果、加害者が国であることを知ることができなかったのであり、他方で、被上告人は国が強制した予防接種によって被害が発生していることを熟知していたにもかかわらず、昭和四五年に至るまで何らの措置をとることもなくこれを放置し、むしろ権利行使を妨害しているといってもよい実情にあったのです。

したがって、上告人らの権利行使の可能性を奪い、本件訴訟の提起が予防接種後二〇年を経過した後にされたことについて、被上告人は責任を負わなければなりません。

このような事情をあえて看過し、「一定の時の経過」のみを根拠に除斥期間の経過を認定して、上告人らの請求権が消滅したとするのは、まさに正義と公平に著しく反するものであります。

三 意思無能力による訴訟提起の不能

1 上告人古川博史が、出生以来現在まで意思能力を欠いていたことは争う余地のない事実であり(第一審判決第二分冊B三四四頁参照)、同人が成人に達した一九七二(昭和四七)年五月一九日以降、同人が禁治産宣告を受けて上告人古川治雄が後見人に選任された一九八四(昭和五九)年一〇月一九日まで、同人の法定代理人は「就職」していません。すなわち、上告人古川博史は、この期間、意思能力を欠いており、かつ、後見人が選任されていないため、自ら法律行為や訴訟行為をすることができず、本件損害賠償請求権の行使が法律上不可能であったのです。

したがって、民法一五八条の類推適用により、上告人古川博史の本件損害賠償請求権は、上告人古川治雄が後見人として就職した一九八四(昭和五九)年一〇月一九日の六か月後である一九八五(昭和六〇)年四月一九日まで除斥期間の進行が停止していたのであり、後見人が本件訴訟を遂行するに至った当時除斥期間は満了しておりません。

2 原判決が引用する最高裁第一小法廷平成元年一二月二一日判決(民集四三巻一二号二二〇九頁)は、「民法七二四条後段の規定が、不法行為によって発生した損害賠償請求権の除斥期間を定めたものと解するのが相当である」とする根拠として、「同条後段の二〇年の期間は被害者側の認識のいかんを問わず一定の時の経過によって法律関係を確定させるため請求権の存続期間を画一的に定めたものと解するのが相当だからである」とし、また、除斥期間の性質にかんがみ、権利の行使が事実上困難であったことなどを理由とする信義則違反や権利濫用の主張は、主張自体失当であるとしています。

しかし、除斥期間の制度の趣旨が右判示のとおりであったとしても、そもそも意思能力が欠如し、かつ、禁治産宣告を受けていないか、同宣告を受けているけれども後見人が欠けているため、除斥期間の満了にあたって権利の行使が法律上不可能である場合というのは、「被害者側の認識のいかん」という問題ではありません。そもそも意思能力を欠いている上告人博史にとって、認識そのものが不能であることはいうまでもありません。

本件の問題は、権利行使が法律上不可能な場合であっても、「一定の時の経過」のみによって除斥期間の満了が認定できるのかという論点なのであります。

そして、権利行使が法律上不可能な場合にも除斥期間が満了するとの見解は、法律行為の前提として意思能力を要求する法制度からみて認めることのできない結論であります。したがって、権利行使が法律上不可能な場合である本件において、除斥期間の満了はありえないものであり、右判旨がこれを否定する趣旨であると理解することはできません。右判決は、権利の存在を事実上認識できなかったためあるいは権利の行使を妨げられたために除斥期間内に権利行使が事実上困難であったことなどを理由とする信義則違反や権利濫用の主張は、除斥期間制度の趣旨から認められないとしたものではありますが、意思無能力で法定代理人が欠けている場合は、法律制度上権利行使が不可能なのであり、このような場合についても除斥期間の満了を認めることは、意思無能力者の行為能力を否定する法制度の基本原則に反するものであり、合理的な法解釈とはとうてい言えません。

3　ところで、意思無能力者について民法一五八条を類推適用することについては、意思無能力者が禁治産宣告を受けず、あるいは禁治産宣告を受けても後見人が選任されないと、除斥期間はいつまでも満了しないため法的安定性を害し、一定の時の経過によって法律関係を確定するという除斥期間の制度の趣旨に反するとの反論がありえます。

しかしながら、意思能力を欠く者のなした法律行為は絶対的に無効であり、このことについて異論の余地はありません。すなわち、行為者が正常な認識能力と予見能力とを含む自分の行為の結果を判断することのできる精神的能力＝意思能力を有する場合にはじめて法律行為は本来の効果を生ずるのであり、これは近代法の根本原理から導かれる原則です。意思無能力者は、そもそも法律上権利行使の可能性がないのであります。

およそ法律制度上権利行使が不能であるのに除斥期間の満了による権利の消滅を認めることは、法制度の自己矛盾であるというべきです。

したがって、このような場合に、除斥期間が満了しないとしても、意思能力を欠く者の法律行為を絶対的に無効とする法の根本原理にもとづく結果であるにすぎず、除斥期間という法制度が当然に予定し許容している結論であって何ら異とするに足りません。

また、被上告人は、禁治産宣告がない場合には、意思無能力であるか否かの認定が困難であるから法的安定性が害されると主張していますが、少くとも本件においては、上告人博史が出生以来一見明白に意思能力を欠いていたことは明らかであり、法的安定性が害される余地は全くありません。

4　民法一五八条は、除斥期間についても類推適用されるべきであり、かつ、禁治産宣告を受けていない意思無能力者についても適用されるべきであることは、上告理由及び上告理由補充書において明らかにしたとおりであります。

ところで、被上告人は、仮定的に、民法一五八条を意思無能力者にかかる除斥期間に適用する場合には、「公平の見地からして」、これに対応する「実質的な法定代理人」を想定すべきであるとも主張しています。

しかしながら、禁治産制度は、法律行為について意思能力の完全でない者の行為を常に取消しうるものとして保護しようとする制度であり、禁治産宣告にともなって選任される後見人以外に「実質的な法定代理人」なる存在を想定する余地はありません。意思能力を欠く者の行為はそもそも無効なのであって、被上告人の主張は、禁治産制度が本人保護を目的とする制度であることを没却した主張であり失当であります。

第四　予防接種被害と司法への期待

一　予防接種被害と法の実現

上告人らもその一員であった予防接種被害東京集団訴訟は、一九七三（昭和四八）年六月一八日に第一次の訴えが提起されています。

この訴訟は、一九七〇（昭和四五）年の「当面緊急の措置」とされた行政救済措置以降被害者らが被害防止対策と被害者の生涯を保障する措置を求めて国に陳情を繰り返したにもかかわらず、行政がこれに応じることがなかったため、とくに後遺症者の介護など国の施策が全く進展することのない状況にたまりかねた有志が、最後の望みをかけて裁判所へ訴えた訴訟であります。

被害者らの訴えは、いわば社会全体のための犠牲者である予防接種被害者を放置することは、著しく正義に反するのではないか、その被害の負担は社会全体が負うべきではないか、ということであり、予防接種を強制しながら、その結果として発生した被害については見て見ぬふりをしてきた国の法的責任を明確にすることを求めたものであります。

この集団訴訟の提起と審理の進行がひとつの原動力となって一九七六（昭和五一）年に予防接種法が改正され、閣議了解であった「行政救済措置」が法律上の制度となりましたが、損害の完全な回復を目的としておらずきわめて不十分であり、被害者らが求めていた被害者の生涯にわたる恒久対策は実現しませんでした。

これは国が予防接種被害について、立法上、行政上の責任があることは認めつつも、法的責任については決して認めようとしなかったことによるものでした。

一九八四（昭和五九）年五月一八日、東京地方裁判所は、この被害者らの訴えに対し、憲法二九条三項を類推適用し、上告人らを含む被害者らは社会防衛のための「特別の犠牲」であると認定して国に損失補償を命じました。

この東京地裁判決が、きわめて大きな反響を呼んだことはよく知られています。

それまで法律関係者も含めて一般に、予防接種の被害は事故発生のメカニズムが医学的にも十分解明されていないことから、「被害者には気の毒であるが、法的責任の追及は困難である。」とされていた〝常識〟を覆す判断であったからであります。

国の控訴をうけた東京高等裁判所は、一九九二（平成四）年一二月一八日、接種現場の個々の担当者の過失ではなく、一九五二（昭和二七）年から一九七四（昭和四九）年までの予防接種行政について厚生大臣の過失を認定し、国に損害賠償を命じました。これは、杜撰な予防接種の実施への憤りからはじまったこの裁判の原点に立ち返る判断でもありました。国は上告を断念し、上告人三名を除く被害者について判決は確定しました。第一次の訴え提起から一九年目のことであります。

判決が確定しただけではなく、予防接種行政について国の法的責任が明確になったことをうけて、厚生大臣は判決の指摘を謙虚に受け止めるとの談話を発表し、予防接種法の改正を行うことを明らかにしました。公衆衛生審議会での検討を経て、集団防衛を前提とする発想を転換し、対象疾病の見直し、接種方法等実施体制の改善が行われ、被害者に対する給付その他の施策も抜本的に拡充されました。

長期にわたる年月を要しましたが、この訴訟は、法にもとづく被害者の救済を実現し、予防接種行政を改革する大きな力となりました。予防接種制度全般の見直しを実現させるに至ったこのインパクトは、裁判所が被害者の願いを正面から受け止め、これに応えてくれたことによるものであるということができます。

二　最高裁判所への期待

原判決は、上告人らについて、訴え提起までに二〇年の除斥期間が経過していることを理由に損害賠償請求権は消滅したと判示しています。

この判断が、正義と公平に著しく反していることは、すでに述べてきたとおりであります。

ところで、「賠償と補償の谷間」に放置されてきた予防接種の被害者を法の谷間から救い出し法的責任を明確にした司法の働きのなかで、最高裁判所の果たした役割は刮目に価すると考えられます。

予防接種を実施する医師に禁忌者識別のために適切な問診をすべき義務を認めた一九七六（昭和五一）年九月三〇日第一小法廷判決、予防接種による重篤な後遺障害の発症があったときは特段の事情のない限り被接種者が禁忌者に該当していたと推定すべきであるとした一九九一（平成三）年四月一九日第二小法廷判決が、その進路を指し示してきたことは疑いをいれません。

本件において、第二小法廷が、原判決を破棄し、上告人らの損害賠償請求権が消滅していないことを明らかにして、予防接種被害者の法的救済に裁判所が果たしてきた足跡に、その特筆すべき役割に相応しい一歩を加え最後の締め括りとすることを期待いたします。

（略）

①　撮影者　弁護士　河野敬
撮影年月日　1998（平成10）年3月10日
上告人博史の身体の湾曲の状態と食事をさせている上告人イツヱ
撮影場所はいずれも　広島県立心身障害者コロニー
「わかば療育園」

（略）

②　撮影者　弁護士　広田富男
撮影年月日　1998（平成10）年3月10日
上告人博史の食事をさせている上告人イツヱ

（略）

③　撮影者　弁護士　河野敬
撮影年月日　1998（平成10）年3月10日
上告人博史の食事後の歯磨きをする上告人イツヱと兄古川敏治

（略）

④　撮影者　弁護士　河野敬
撮影年月日　1998（平成10）年3月10日
上告人博史の食事後の歯磨き

（弁論要旨添付の上告人古川治雄陳述書）

裁判所に

私達夫婦も年をとり、老い先短かく自分のことさえ覚つかなく、博史のことを考えると死んでも死にきれません。博史とともに生き苦闘してきた人生を思うと虚しさを感じます。今思うことは私達亡き後博史がどうなるのか、博史に何が残してやれるのかだけです。第一審での温情ある判決は本当に嬉しかった。第二審では20年の除斥ということで私達一家族のみ取り残され、現実の厳しさと悲哀をつくづくと感じました。確かに20年経ってはいましたが、法律知識もなく、只、馬鹿正直にまじめ一筋に生きて来た私達は、決して安閑として権利の上にあぐらをかいていた訳ではありません。博史の病状が少しでもよくなればと東奔西走と介護の明け暮れで生きて来ました。

今、ここに最高裁の最後の判断を仰ぐにあたって、これまでの長い年月を振り返ると感無量の思いが致します。どの様な御判断が下されようと残された日々を博史とともに心静かに過ごして行きたいと考えています。

10　参考文献・判例評釈

一　第一審判決に対する評釈

(1)　塩野宏「賠償と補償の谷間」法学教室八四年八月号二七頁以下

わが国では、憲法二九条三項を援用して損失補償を認めるのが、もっとも実定法に近い救済の手法であるとして、判決を評価しながらも、慰謝料や、予防接種法上の救済制度の不備等、さらに損失補償の理論を構築する必要があるとする。

(2)　滝沢正「予防接種事故と損害の塡補——予防接種禍東京地裁判決に寄せて」判例タイムズ五三〇号（八四年九月一日）九頁以下

予防接種事故に損失補償による救済を認めるには、憲法二九条三項の類推適用の適否、算定額の基準等様々な問題があり、危険責任としての無過失責任を肯定するのが適している。

(3)　古崎慶長「予防接種による被害と憲法二九条三項の類推適用」季刊実務民事法八五年八月号一九二頁以下

特別犠牲を蒙った者に国がどのような救済制度を設けて運用するかは、国の裁量に委ねられているし、適法行為による補償額と違法行為による損害額が同じになるはずはないとして、判決はこれらの疑問に答えていないと批判。

(4)　新美育文「予防接種事故と国・自治体の責任」判例タイムズ五四六号（八五年四月一日）一〇頁以下

損失補償は、予防接種法上の救済制度がある以上、それによる救済の不服申立ての方法によるべきであり、適法行為による被害と違法行為による被害を同列に扱うべきではないとして、損失補償に否定的。被害者の救済は、「自己決定権の侵害」を理由とする国家賠償によるべきであるとする。

(5)　予防接種ワクチン禍訴訟東京地裁判決の検討座談会　判例タイムズ五三九号（八五・一・一）四一頁以下

(6)　西埜章「予防接種判決と損失補償」ジュリスト八二〇号（八四・九・一）三五頁以下

予防接種による被害についての国の補償責任は、憲法一三条、一四条一項、二五条一項から引き出されるべきであり、憲法二九条三項を生命・身体に対する被害について適用（類推適用）するのは無理である。

(7)　原田尚彦「予防接種ワクチン禍事件」ジュリスト八三八号昭和五九年度重要判例解説四九頁（八五・六・一）

西ドイツのように犠牲補償請求権が慣習法として定着されていないわが国では、本判決が予防接種事故について憲法二九条三項を類推し果敢に救済を認めたことは、世人納得させるに十分であり高く評価されてよい。

(8)　阿部泰隆「賠償と補償の間」法曹時報三七巻六号一頁以下（八五・六・一）

判決は、損失補償の法理をそのまま適用したものではなく、憲法一三、一四、二五プラス二九条との均衡論により新しい国家補償の法理を創造したものというべきであり、判決をこのように善解して賛成する。

(9)　対談「予防接種事故と補償をめぐって」藤倉皓一郎・塩野宏・淡路剛久　判例タイムズ六〇五号（八六・九・四）七頁以下

(10)　今村成和「予防接種事故と国家賠償」ジュリスト八五五号（一九九六・三・一）七〇頁以下

予防接種事故について、憲法二九条三項を根拠とし、正当補償を認めた判決は評価できる。

(11) 成田頼明「予防接種禍と国の損害賠償責任」法律のひろば二三巻一一号（一九七〇・一一・一）――第一審判決前のもの

予防接種禍について、損失補償請求権を憲法二九条三項から引き出すことも、憲法一三条及び二五条から導き出すことも理論的に十分熟しているとは言えないとし、被害者を司法的救済の方法ではなく社会保障的見地から救済すべきである。

二 控訴審判決に対する評釈

(1) 稲葉馨「予防接種禍に対する国の補償責任」ジュリスト一〇二一号六〇頁以下

本判決が採った厚生大臣の過失という構成は、予防接種法等にもとづき国がいわば一体的に推進してきた予防接種制度上の責任を端的に問おうとするものであり、明快な論理構成といえる。そもそも本件一審判決以降集団接種の原告側は国の予防接種行政上の責任を明確にした上での救済を強く求めてきたが、本判決は、これに正面から応えたもので、その意味では正攻法の判決と言えよう。

しかし、憲法上の「損失補償請求」を否定した判示には疑問が残る。

そして、予防接種禍にはすべて不法行為責任が認められるというのであれば被害者救済問題は一応解決したと言える。本判決の被害者はいずれも昭和四〇年代以前の接種で、禁忌識別体制が整っていなかったから厚生大臣の過失が認定できる。しかし、平成三年四月一九日の最判（民集四五巻四号三六七頁）も重篤な後遺障害が発生した場合、「特段の事情」が認められない限り被接種者は禁忌者に該当していたと推定するとしているが、将来、禁忌者を識別するために必要とされる予診が尽くされたが禁忌事由を発見できなかった場合には、国家賠償法では、救済できないことがありうる。本判決は、憲法一七条は違法行為を対象とするものであり、「不法行為」という文言もあるというが、同条にもとづいて制定された国家賠償法は、過失責任主義を採用しており、「無過失損害賠償は問題の外」という制定過程の説明に従うならば、国家賠償法が違法行為損害賠償の問題をすべてカバーしているとは言いがたいことになる。

(2) 飯塚和之「予防接種行政と被害者救済の在り方」ジュリスト一〇二一号六九頁以下

厚生大臣が本判決につき上告断念をした背景には、本判決の「説得力の大きさ」があったと伝えられている（読売新聞九二年一二月二七日）。

因果関係につき、本判決は禁忌者の推定に関する最高裁平成三年四月一九日判決を前提にして、被接種者から禁忌者を排除する施策を実施しなかった義務違反行為に被害発生の原因があったとしたわけであるが、遠い因果関係（remote cause）しかなかったとして批判を受ける可能性がある。この点では本判決には詰めの甘さがある。

(3) 宇賀克也「東京予防接種禍訴訟控訴審判決」ジュリスト臨時増刊一〇二四号五四頁以下

かっては、予防接種禍集団訴訟において、すべての原告に対して国家賠償のルートで救済を与えることは困難とみられていた。本判決が注目に値するのは、従来の判例が不十分な予診を接種担当医師個人の問題としてとらえてきたのに対して、本件判決は、厚生大臣の過失として理論構成している点である。本件判決は予防接種行政の組織的過失としての厚生大臣の過失を認めたもので、高い評価に値する。また、国家賠償のルートで解決を図ることによって、予防接種体制の不備を指摘し、その是正を促す一般予防効果という側面からも、本件判決は評価しうる。

しかし、本件判決が国家賠償を認容することを超えて、損失補償請求を一括して否定する判示を行っている点については問題が残る。本件訴訟の原告らの接種時の予診体制を前提とすれば、厚生大臣の過失を認定することによって基本的に被害者全員を救済することが可能であろう。しかし、その後、予診体制も整備されてきており、最判平成三・四・一九が挙げた特段の事情が認められるに到ったときは、過失がないものとして被害者の救済を放置することが許されるかである。強制接種や勧奨接種の被害の特質に鑑みれば、たとえ無過失であっても、充分な救済を与えるべきことは、当然と思われる。学説が、憲法上の補償の理論構成に努力してきたのは、過失が否定された場合に備えてのバックアップのためであったが、本件判決が、憲法上の補償請求を明確に否定したことが、予診体制整備後の事案に与える影響は、看過し得ないであろう。もっとも、本件判決も、この点は充分認識していると思われる。そのうえで、慎重な予診体制をとってきた渋谷区予防接種センターで、昭和五二年まで約九〇万件の予防接種を実施し、重篤な副反応が皆無という実績に鑑み、予診体制の一層の整備により副反応事故を大幅に減少させうると考えたのであろう。そして、なおかつ生じる予防接種禍については、予防接種救済制度の抜本的改革を国に期待したものと思われる。

(4) 滝沢正「予防接種被害につき、損失補償請求が否定され、厚生大臣の過失による損害賠償請求が認定された事例」判例評論四一五号一二頁以下（判例時報一四六一号一七四頁以下）

損失補償説は、例えば憲法二九条三項の類推解釈の妥当性という出発点において、多くの疑問が存した。

損害賠償説は、生命・身体に対する侵害は違法行為にほかならないとして、予防接種被害をあくまで不法行為の範疇に位置づける。しかし、過失の認定が通常極めて困難である予防接種事故については、要件のハードルが高い。もっとも、過失概念の拡張、過失の推定など私法上過失概念の操作はつとに試みられているところであって、その応用が可能であれば、もっとも受け入れやすい構成であり、筆者もそれ故に支持してきた。既に小樽予防接種禍最高裁判決は、禁忌者の推定を覆す特段の事情の中に、予診が尽くされたか否かを組み入れることによって、ほぼ過失の推定に近い理論を示した。本判決はこれに従いつつさらに特段の事情について厳しい解釈を採っているため、結果的には被害発生の事実から厚生大臣の過失が容易に導かれることになった。損害賠償の過失責任的枠組みから被害者救済を図る立場からは最善の解決方法と評価しえよう。同時に、制度的過失を指摘する解決は、予防接種行政の改善を促す一般予防の効果も一番高いという利点をもつ。

もっとも、判旨に対しては、今後厚生大臣が安全なワクチンの開発に努め、医師・国民に周知を図り、個別接種によるなど充分な予診を可能にする予防接種体制を整えた後に、原因不明の重篤な副反応が発生した場合の救済不能を指摘する批判がある。しかし、予防接種行政や新ワクチン製造に関わる昨近の混乱を見るにつけ、むしろいち早くそうした事態が到来することが切に望まれるところである。

(5) 西埜章「東京予防接種禍集団訴訟事件」別冊ジュリスト一四〇号一一六頁以下

本判決の「損害賠償理論による救済」という考え方には、予防接種行政の改善を促す一般予防効果が期待できることからも、好意的な見方が多数である。しかし、疑問の余地がないわけではない。当時においてはまだ禁忌についての研究が進んでおらず、禁忌事項の設定についても専門家の見解が分かれていたのであり、現在においてもまだ確定的とはいえない状況にある。本判決の考え方は、結果論的な発想であり、国賠責任を肯定するためのやや強引な理論構成ではないかと思われる。

本判決は補償請求権を簡単に否定したから、厚生大臣等に施策上の過失がなく、接種担当医師等にも過失がない場合には、被害者は法的救済制度上の補償給付で満足しなければならないことになる。憲法二九条三項が根拠となりうるか否かについては、種々見解が対立しているが本判決の指摘するところが妥当であろう。しかし、他の憲法上の諸規定(一三条、一四条、二五条)が根拠となり得ないものであるか否かについては、本判決は否定しているが、なお詳細な検討が必要ではないかと思われる。

(6) 新山一雄「予防接種の副作用障害が出たことは予防接種の実施体制の不備によるものであったとして国家賠償請求が認められた事件」法学セミナー№四六三号六八頁

本判決は厚生大臣の基本的施策の方向まで非難している。その意味では極めて厳しい判決が出されたと言えよう。

予防接種禍のように過失の認定が困難で国家賠償請求が認められない場合では、国家補償の「不法行為=国家賠償請求、適法行為=損失補償」という伝統的二分論では、結局救済を受けられないことになってしまう。そこで、その谷間を埋めるために損失補償をかかる場合にも援用しようとする努力が現在学説上さかんに行われているのである。

(7) 小幡純子「予防接種禍集団訴訟東京高裁判決」法学教室一五一号一一〇頁以下

本判決は、憲法二九条三項の側からのアプローチはとらず、他方国賠法による救済を選択したもので、本判決の損失補償の否定については、損害賠償請求の認容との関連で捉えていくことも必要とされるところであろう。

個々の接種レベルを超えて、厚生大臣による予防接種制度運用上の問題に帰せしめる本判決の立場は、予防接種事故の現実により合致しているとみることができよう。今後、厚生大臣が医師・国民に周知徹底を図り、個別接種によるなど充分な予診を可能にする予防接種体制を整えた後、原因不明の重篤な副反応が発生した場合にもこのような過失による損害賠償責任で対処しうるのか必ずしも明らかではない。このような場合には、一審のとった損失補償による救済も有用であり、またより問題の本質を捉えているとする見方もありうるところであろう。しかしながら、とりあえず、現在争われている予防接種禍事件については、本判決の論理で救済を認めることが可能であろうし、また、損害賠償の構成をとれば、損失補償を認めた場合に生ずる慰謝料、弁護士費用等に関する補償額の問題も生じ得ないため、本判決の結論は、この点では、被害者救済に資する妥当な解決といえよう。

(8) 又坂常人「行政判例研究」自治研究七二巻七号一一三頁以下

本判決の意義は、従来の接種担当者の過失→国家賠償責任というルートではなく、予防接種行政の責任者である厚生大臣の過失を認定し、そこから国家賠償責任を導いたところにある。

重篤な副反応事故の発生は法の予定しないものであるが故に違法であるとすると、それについての国の国家賠償責任を肯定するためには、その過程において公権力を行使した公務員の故意または過失という主観的過失要件が必要である。そして、本件判決は厚生大臣の過失を認定したのであるが、この場合の「厚生大臣の過失」は主観的には殆どフィクションというべきであって、実質的には予防接種行政を担当する組織自体の過失、組織による制度運用の瑕疵を意味するものといえるであろう。本判決については、国家賠償法上の過失判断についてこのような新しい判断を示したという理論的意義のほか、現場の接種担当者の過失を問うことなく国家賠償責任を追及するルートを示したことにより、被害者の訴訟提起をより容易ならしめ、又、今後の予防接種の安全な実施に向けての現場の接種担当者とのフリクションを避けることができるという実質的な意義をも重視すべきであろう。

三　上告審判決に対する評釈

(1)　松本克美「民法七二四条後段の除斥期間の適用制限」法律時報七〇巻一一号九一頁以下

本判決が、除斥期間適用制限否定説を排斥し、適用制限肯定説にたったことで、今後はいかなる場合に適用制限を認めるかという第二ステージが始まると評価。また、適用制限事由は、義務者の権利不行使への関与だけでなく、時の経過の一事によって権利を消滅させる公益性に乏しい場合には、積極的に時効援用・除斥期間の適用制限をすべきである。

(2)　前田陽一「民法七二四条後段の除斥期間の効果が制限される場合」民法判例レビュー（民事責任）判例タイムズ九九五号五九頁

最判平一・一二・二一民集四三―一二―二二〇九が民法七二四条後段は除斥期間を定めたもので、当然消滅・援用不要という性質から機械的・カテゴリックに信義則違反や権利濫用を問題とする余地はないとしていたのに対して、本判決は最判平一・一二・二一の枠組みを維持しつつも、学説の批判を背景に、時効の停止に関する民法一五八条の法意に照らし、不法行為を原因として心神喪失の常況にある被害者について、例外的に除斥期間の効果を制限する余地を認めた点に大きな意義がある。

但し、本判決は、時効の停止に関する民法一五八条の法意を介することで、不法行為を原因として心神喪失の常況にある被害者に保護の対象を限定し、被害者の父母を保護する道を閉ざしている点で、最終的には「信義則」を民法七二四条後段の縮小解釈に用いる立場とは決定的に異なる。

「正義・公平の理念」や「条理」から七二四条後段の効果が否定される場合は、今後本件事例のケースに限られないであろう。

(3)　徳本伸一「不法行為を原因として心神喪失の常況にある被害者の損害賠償請求権と民法七二四条後段の二〇年の期間制限」判例セレクト'98（民法）（法学教室）別冊二二一

学説は、これまで主として民法一六一条の類推適用をといていたが、本判決は最高裁としてはじめて一五八条の類推適用を肯認したものであり、この点で注目すべき判決である。

七二四条後段について立法者は時効と考えていたことは立法史上の検討から裏付けられている。除斥期間経過による責任免脱には信義則違反や権利濫用の余地はないとの最高裁の判断が維持される限りは、二〇年の法的性質がいずれの期間制限を意味するのかは、なお重要な論点たるを失わないであろう。

(4)　大塚直「民法七二四条後段の除斥期間の効果を制限する特段の事情」ジュリスト平成一〇年度重要判例解説八二頁以下

本判決は、除斥期間である以上信義則違反又は権利濫用の余地はないとする立場をとりつつも、時効の停止に関する一五八条の法意に照らし、「正義・公平の理念」及び「条理」を根拠として、除斥期間の効果の制限を認めたものであり、その点に重大な意義がある。最判平成元年判決の論理は一応維持しているものの、「本請求権は……除斥期間が経過した時点で法律上当然に消滅したことになる」とした「当然に」という語が本判決では周到に落とされているように、実質的には、同判決に反対する学説の影響を受けていると評価している。

時効の停止の規定である一五八条の枠組みを用いたが、二つの点で同条とは異なる要件のもとに除斥期間の効果の発生を制限している。

（なお、大塚教授は、書斎の窓二〇〇〇・七・八でも、「民法七二四条後段の二〇年の性質」と題するエッセイで本判決に触れ、「七二四条後段の規定を除斥期間と見た上で『字義通り解した』場合の不当な結果に対して、『正義・公平の理念』さらに『条理』を持ち出して例外を認め、原判決を破棄した点は、最高裁の並々ならぬ決意とバランス感覚を示しているといえよう。最高裁が『正義・公平』という大上段に構えた判示をした本件の事案のポイントは、《被害者の権利行使が不可能となった原因が、まさに加害者の行為にある》点……にあったと思われる」と述べている。また、同教授は別冊ジュリスト№一六〇号二一〇頁以下でも同一表題の下にほぼ同趣旨の論文を書かれている。）

(5)　吉村良一「民法七二四条後段の『除斥期間』に例外的判断」法学教室二一九号五一頁

本判決の最大の意義は、平成元年判決の枠組みを前提としつつも、「正義・公平の理念」から、除斥期間の適用制限を認めたことにある。本判決の直接的射程は必ずしも広くないが、平成元年判決の「除斥期間⇩援用なし⇩援用権の乱用はありえない」という画一的で硬直的な論理に一石を投じたことの意義は小さなものではない。この点に学説や下級審判決の動向を加えれば、本判決を契機に、民法七二四条後段を巡る議論がいっそう活発になることは間違いのないところであり、除斥期間がひとつの大きな壁になっている「戦後補償」裁判を初めとして、他の事件に何らかの影響を与える可能性も否定できない。

(6)　河本晶子「不法行為を原因として心神喪失の常況にある被害者の損害賠償請求権と民法七二四条後段の除斥期間」平成一〇年度主要民事判例解説　判例タイムズ一〇〇五号一〇〇頁以下

本判決は、平一判決を前提としつつ、最高裁としてははじめてその例外を認めた。本判決があくまでも平一判決の範囲内にあることからすれば、その適用範囲はきわめて限定されるものと考えるべきである。予防接種禍大阪訴訟控訴審判決は、判決時にも禁治産宣告がなされず被害者の父を特別代理人とする方法で訴訟の進行が行われていたケース等について時効の停止の類推適用を認めているが、それらが本判決の「特段の事情」に該当するか否かは一概には言えない。

(7)　春日通良「不法行為を原因として心神喪失の常況にある被害者の損害賠償請求権と民法七二四条後段の除斥期間」最高裁判所判例解説民事篇平成一〇年度㊦五六三頁以下

本判決がこのような判示をしたのは、次のような経緯によるものと思われる。本判決が平成元年判決を踏襲するとしても、これを本件にそのまま適用すると、債権者（被害者X_1）にとって極めて酷な結果になる。他方平成元年判決がその例外を全く排除する趣旨ではないが、除斥期間の経過によって権利が当然に消滅するとした同判決の説示に照らすと、たやすく例外を認めることは妥当ではない。また、例外を認めるにしても、その根拠が必要となる（信義則違反、権利の濫用を用いることはできない。）。そこで、時効の停止の規定である民法一五八条の法意に照らして、例外を認めたものであろう。

本判決は平成元年判決を前提にして、不法行為の被害者が当該不法行為を原因として心神喪失の常況にあるのに法定代理人を有しない場合に、民法一五八条の法意に照らして平成元年判例の例外を認めたものであって、信義則違反、権利の濫用を理由に期間経過後の権利行使を認めたものではない。また、時効の停止の規定が類推適用される者かは言及していない。したがって、本判決の射程は、極めて狭いものと思われる。民法七二四条後段の適用の効果を否定する場合としては、除斥期間内に権利を行使しなかったことを是認することが本件事案と同程度に著しく正義・公平に反する事情がある上、時効の停止等その根拠となるものがあることが必要であろう。除斥期間説に立ちながら、河合裁判官の意見のように幅広く例外を認めることは、平成元年判決に抵触することになり、大法廷における判例変更が必要となるであろう。

(8) 半田吉信「不法行為を原因として心神喪失の常況にある被害者の損害賠償請求権と民法七二四条後段の除斥期間」判例評論四八一号二五頁以下（判例時報一六六一号一八七頁以下）

本判決は、加害行為が心神喪失の原因となった場合について、心神喪失者たる権利者が期間経過前六か月内に法定代理人を欠いた場合の時効停止に関する規定の除斥期間への準用を肯定したが、他の時効停止事由についてはどうか、さらにそれ以外の事由の場合はどうなるかが問題となりうるとして、各事由について検討している。

特に除斥期間について、信義則、権利濫用による適用制限が一切認められないかが問題とされるべきであるとする。

第三部　弁護団座談会

被害者の救済を求めて

第三部　弁護団座談会

被害の救済を求めて

〈出席者〉中平　健吉（弁護士）
大野　正男（弁護士）
廣田　富男（弁護士）
山川洋一郎（弁護士）
秋山　幹男（弁護士）
河野　敬（弁護士）

第一回　二〇〇一年　八月二九日
第二回　二〇〇一年一〇月二三日

（※文中の「準備書面」は『東京予防接種禍訴訟　上』参照。）

■訴訟の提起まで

秋山　このたび予防接種被害東京訴訟の訴訟記録をまとめた『東京予防接種禍訴訟　上・下』（信山社、二〇〇五）を出版するということになりました。この際、この訴訟がどのような内容であったか、どのような経過をたどったのかといったことを、弁護団全員で、座談会という形で振り返ってみたいと思います。

この訴訟は、一審から最高裁まで、最初から終わりまで二六年と、大変長い間かかったわけですが、一審判決も二審判決も、最高裁判決もそれぞれが大変新しい思い切った判断をし、しかも、そのそれぞれが今後も非常に大きな影響力をもつ判決であったと思います。その流れを振り返ってみたいと思いますが、まずは、訴訟が提起されるまでの経緯について簡単にお話を伺いたいと思います。河野先生からいかがですか。

河野　私は、一九七五年（昭和五〇年）の四月に弁護士になって、この訴訟に携わることになりました。訴え提起については、中平先生が、一九七三年（昭和四八年）に東京地裁に訴状を出していますので、最初のところは中平先生に原告団からの受任の具体的経緯について話していただきたいと思いますけれども、まず、この原告団の動きについてごく簡単にふれます。
「予防接種禍を訴える」という予防接種事故防止推進会の手記、それから原告のひとりである吉原賢二先生の『私憤から公憤へ』(岩波新書、一九七五)等によると、ごく大雑把に言いますと、一九七〇年(昭和四五年)に種痘禍の被害がいくつか新聞に報道されたことによって、ワクチンの被害が社会問題化した。その段階で、それ以前に被害を受けていた人々が、全国あちらこちらに散在していたため、被害者がお互いに連絡がとれない状態でいたのが、その種痘禍の社会問題化をきっかけに連絡をとるようになった。その中から予防接種事故防止推進会という、被害者の集まりが生まれました。これは事故の防止を目的とする被害者の集まりで、一九七〇年六月二一日に設立の総会を開いています。この「推進会」が、厚生省に陳情を繰り返して、その結果、閣議了解という形式で、予防接種の被害を国として初めて認めて、事故の認定や見舞金の給付などの行政措置をとることになった。最初の段階では、その行政措置の適用をめぐって、できるだけ多くの人が認定を受けられるようにということで、被害者の運動が行われました。そのことが一段落した後、法律(予防接種法)を改正してきちんとした被害の補償のための規定を入れる、また、予防接種制度を改善するなど、その次の課題であった事故の防止と被害の補償についての恒久的な制度改革への国の動きがまったく進まなくなったということがあって、結局、その推進会の活動では国の責任を明らかにすることができないと考える人達が、最後の手段として、訴訟を起こさないとだめだと考えるようになった、というのがその大きな流れです。

中平　訴訟の提起は、古いことで記憶が必ずしも正確ではありませんけれども、私がこの事件と初めて出会ったのは、先ほど指摘のあった被害者家族の手記です。野口正行さんが全国予防接種事故防止推進会編『予防接種禍を訴える——被害者家族の手記』(一九七二)を送って来て、これを読んで、できたら協力してほしいとのことでした。私はこれを受け取って読みました。そして実は読んでいるうちに涙がぽろぽろ出て、それで決心をしました。とことん最後までこの事件に付き合うと、そういう決心をしました。

秋山　被告にしたのは国ですね。国だけを被告にして、接種した医師等を被告にしなかったのはどういう理由だったのでしょうか。やはり基本的にこの予防接種禍の問題は国の接種制度のあり方の問題だという認識があったのではないですか。

中平　もちろんありました。

秋山　一次から始まって何回かにわたって次から次に提訴がされていますね。原告が次々に増えているわけですけれども、これはどういうことだったんですか。

中平　それは野口さんがまとめ役で、集まった資料から持って来て、そしてその資料が私のところへ届いた分から、原告たちとインタビューをして準備に入ったわけです。

■ 訴状の内容と裁判所の対応

秋山　そういう経緯で提訴された訴状の内容ですけれども、

国に対して国家賠償を請求する理由はどうなっていたのか、それを説明していただきたいと思います。河野先生、最初の訴状の請求原因の内容をご説明ください。

河野　訴状は基本的に請求原因の構成が共通ですけれども、それは、予防接種には一定の割合で事故がある、事故があることをわかって接種するというのは、これは未必の故意か認識ある過失である。あるいはその事故が予見できるのに接種をしたことについて過失があるという主張です。ごく大雑把に言えばそれが請求の柱になっていると思います。どうですか、中平先生。

中平　私に知恵をつけてくれたものは、その後に刊行された吉原先生の『私憤から公憤へ』に収録されています。あの中に国の予防接種行政がいかに違法であるかが書いてあるわけですね。それを出ていません、私の主張は。それで私は立証責任、主張責任の転換ということが、こういった場合に何故働かないのだろうかということを考えたんですが、そういうことは、特に可部裁判長の時代に、とにかく可部さんから一笑に付されたという感じがするんですね。

秋山　そのことをお聞きしたいと思いますが、何次かにわたって訴状を提出して口頭弁論が開かれていくわけですね。そしてその訴状に対する裁判所の対応なんですけれど、最初の可部恒雄裁判長がいろいろ原告側に釈明を求めたりしていたようですが、最初の裁判所の対応と言いますか、展開についてちょっと説明していただけますか。

中平　私は、可部さんは非常に前向きで、やる気をもってくれていると感じていました。だけれども私に対する求釈明は、いわば不可能を強いているという感じがしたんですね。それでこれは何とかして震撼をさせる、ショックを与える以外に方法がないということを考えました。そのショックとして、ジョージ・ディック博士の名前が出てきたわけですね。それは原告の吉原先生が科学者だったもんですから、そういう人を探し出すということがおできになる方で、それでジョージ・ディック先生が予防接種禍の事故防止の先進国イギリスで、予防接種禍を防ぐということに顕著な功績のあった方ですから、予防接種の真相を日本に紹介してもらうことによって、私は日本の専門家、お医者さん達が発言してくれることを期待したわけです。とにかく日本で予防接種の問題を専門家、それから社会一般に何とか目を向けてもらいたいという気持ちからディック先生に会いに行って、それでディック先生が引き受けてくれて、ですからこれは割合に早い時期じゃなかったかと思うんですが、ディックの証言が実現して、それから皆さんが参加してくださったこともあるんですけど、日本にワクチン学者がこんなにいたのか、わざわざイギリスに探しに行く必要はなかったと思うほどにぞくぞく力強いワクチン学者が現れたんですね。

秋山　一審の年譜によりますと、ディックさんの証人尋問というのが、一九七五年（昭和五〇年）の八月に三回にわたって行われています。このディックさんの証人尋問をこの時期に実施したというのは、いまおっしゃったような意図からということですか。

中平　そういうことですね。

秋山　裁判所と先生のほうが嚙み合わないというか、そういうことを打開するためということですか。

中平　そうです。

秋山　つまり予防接種制度の問題点というのを裁判所にもっと理解してもらおうと、こういうことなんでしょうか。

中平　ええ。

秋山　それとともに日本において、予防接種の問題点についてもっと社会的にもアピールしていこうと、こういうことですか。

中平　はい。

秋山　ディック証言については、河野先生も参加してますのであとでお聞きすることにして、裁判所と中平先生との考えが嚙み合わなかったというような指摘がありましたが、裁判所が具体的にどういう態度をとったのかについて、少し記録上からお話しいただけますか。

■裁判所の求釈明

河野　先ほどのような訴状の構成だったわけですが、それについて裁判所は予防接種の結果としてそういう事故が起きたということはわかるにしても、違法かどうかというのはその接種行為が違法になるかどうかという問題なので、個々の被害との関係で、その接種行為が違法だというのはどういう理由でそういうふうに言えるのかを明らかにするよう求めてきたのです。端的に言えば、要するに予防接種が全体として違法でないならばどうして個々の被害との間で違法になるのかということを裁判所は聞いてきているわけですね。そこの主張を明確にしてくれというのです。もともとの訴状の請求原因では、被害の予見をしながら接種を行うことが過失であるという、そういう捉え方ですから、そうすると、予防接種全体が違法になってしまうのではないか。そうであれば予防接種全体を止めろということになるのではないかということになるし、被告の側からはずっと、具体的に如何なる公務員の如何なる過失があるという主張なのか、そこをはっきりさせるようにということを言われ続けた。裁判所からはそういうふうに、接種行為が違法だと言えるのはどうしてかということを明らかにせよ、と釈明を求められたということがありました。それについては、率直に言えば、きちんと請求原因で原告それぞれに対する具体的接種行為の違法性、責任論というのをはっきりさせないままと言いますか、はっきりできないまま進行したという実情でした。

秋山　第八回口頭弁論調書を見ますと、裁判長が原告に対して、「各原告につき、国に不法行為が成立する根拠、各原告ごとの個別的、具体的事実関係をできる限り詳細に主張せよ」と、こういうふうに指摘していますね。

河野　そうです。

秋山　これは中平先生としては、無理な注文というふうに受け止められたということですか。

中平　事実、当時は、それに対しては釈明ができなかったですね。

秋山　そういうことで、ディック証人の証言を裁判所に聞かせようと、こういうことですか。

中平　そうです。

秋山　裁判所は採用してくれたわけですね。

中平　そうです。その点、可部さんが広島での原告本人の臨床出張尋問を採用してくれたことと、ディック証人を採用してくれたことに対して、私は大変感謝しています。

秋山　裁判所から見ると、争点がはっきりしないというわけですが、争点が詰まっていない段階で、ディックさんという、予防接種制度の問題点について総論的に証言する学者の証言を三回にわたって聞いたと、それから年譜にあるように、昭和五一年の二月には、古川さんと上林さんの広島の原告宅に出張尋問をしてくれと、こういうことですね。被害の実態を直接見てくれたということですか。

中平　はい。

山川　中平先生、可部さんが原告側にけっこう厳しい詳細な事実関係に関する主張の釈明を求めておられながら、それが必ずしも十分にできてない段階でディック証人を調べ、それから古川さんや上林さんを調べるというのは、ある意味ではずいぶん原告側に厚意的というか、まずは証人を調べたうえで主張を詳細にしてもらおうというか、通常とは逆のアプローチを敢えてとってくれているような感じがするんですけれども、裁判所の姿勢自体は非常に積極的というふうに当時理解しておられたわけですか。普通はなかなか採用してくれないですよね。

中平　事柄の悲惨さと重大性で、全部却下するということは人間として忍びなかったんじゃないでしょうかね。

廣田　釈明処分としての証拠調べではないんですか。それも兼ねているんでしょうね。

中平　それは実質的には兼ねていると言わざるを得ないでしょう。何かがわかるかもしれないという。

廣田　そういうことでしょうね。

秋山　年譜を見ますと、一九七三年（昭和四八年）の八月に第一回口頭弁論が開かれて、その時に、これ民事第二三部となっていますけれど、そこで原告三名、白井、吉原、山元の三名が意見陳述をしていますから、ここでこの事件の重大性というか、深刻さというのは裁判所には伝わったということでしょうか。

河野　係属部は民事第二三部がもともとで、途中から民事第二三部が構成は同一のまま民事第三四部に変わったんです。しばらくは民事第二三部です。

廣田　スモンをやってた頃ですよね。これは。

大野　それともう一つ、直接的には、初めは社会で適法だと思われていたものについて、こんなにいろいろ被害が起こっているということがかなり言われて、そんなに被害がひどいというのは、それまで知らなかった人が多かったでしょう。これだけ大きな被害について、世論というか、社会問題としても裁判官の頭の中では、無下に扱いかねる。むしろ可部さんは早くスタートを切ってほしいという気持ちだったんじゃないでしょうかね。

秋山　この予防接種禍の問題というのは、実際被害はずっと前から起こってきていたわけなんですが、やはり提訴ということで社会に広く問題が顕在化したということはあったのでしょうね。この事件、最初からマスコミの注目を集めたわけですか。

中平　ええ、そうですね。私ね、提訴について記者クラブに挨拶ということを知らなかったもんですから、こういう事件は記者クラブに連絡をしてほしいと、あとで苦情が来ました。そういうもんですかと、そりゃどうも失礼しましたって言ったんですが、最初からそういうことで新聞記者も関心を持ってくれましたね。

河野　各新聞にニュース出ましたよ。第一回の記事は。

秋山　それでこの事件は最初に中平先生が一人で、大変な事件を果敢に引き受けられたわけですが、この年譜にありますように、一九七五年（昭和五〇年）の四月から河野弁護士が参加、こういうことになっています。河野先生、最初の参加の時のことを話してください。

河野　これは、中平先生の事務所を訪ねた機会に、この事件のことを聞いて、この事件は被害の深刻さからいっても法的に救済されなければならない事件ではないかと修習生ながら思ったわけです。しかし、その当時少し考えを巡らせても、法的に国の責任があるということをきちんと認めさせる道筋というのがどこにもないような感じがして、それで裁判としては非常に困難な裁判だと思ったのです。けれども、勝つべき事件について法的な道筋が用意されていないというのは、これは法律家の責任ではないか。そういう道筋をつける仕事をしてみたいということを思ったのが、弁護士になるきっかけでもあったし、中平事務所に入るきっかけともなったということだったのです。ですからそういう意味では、これは当然救済されるべき事件だと、何とか勝つ理屈を、勝つ裁判をつくらなくてはいけないという、そういうつもりで取り組んだわけなんです。その段階は、確かジョージ・ディックさんを中平先生が訪ねて、来日してもいいということがわかった段階だったと思うのですけれども、ともかく総論的な形で予防接種の問題点を明らかにしたいという目的で、最初の段階で何人か証人をその時リストアップして申請をしたわけです。その筆頭がディックさんで、ディックさんを差し当たり証人尋問できればということで申請したのです。私の手元に、当時の私の法廷でのメモがあります。「昭和五〇年六月三日、裁判所がジョージ・ディック証人採用」とありますが、そこに裁判長の言葉として、法廷でメモ書きしたものがあります。弁論調書には書いてないんですが、これは私その時に非常に印象に残ったのでメモしたものです。ここに可部さんのこの事件についての見方ですね、原告に対して釈明を求めている考え方と、それからこの事件の審理を進めるべきだと、法的な問題があるけれども、それを越えて救済を図ることを考えたいというそういう姿勢が、この可部さんの発言の中にあったのではないかと思うんです。

中平　私も記憶として残っております。

■ディック証人の採用

河野　ディック証人採用の時の裁判長の発言は、「被告が罰則をもって強制して予防接種事業を行ってきた。責任があるとすれば国以外にはあり得ない。社会的責任があり、それに対応する弔慰金等の救済対策をとっているという被告国の見解は、オーソドックスな法理論としては妥当であるかもしれないが、社会的責任はあるけれども、法的責任がないという考え方がどこまで妥当するか、問題である。原告においてもこの点は理論的な検討をしてほしい。昭和四八年提訴以来、二年が経過して、法律構成、請求原因などは必ずしも明らかではなく、証人調べによって解明するべき争点が十分に明らかになっているとは言えない面もあるけれども、そういう問題があるということは最初からわかっていることなので、現段階としては、証人調べをすべきである」、という発言だったのです。

山川　ディック証言を数日間つかってやっておられるわけですけれども、これを聞いた時の裁判所の反応とかは、何か窺い知れましたか。証言がどういうインパクトを与えたかというようなことを。

河野　責任論の基本的な部分、予防接種の問題点を明らかにするということがディック証言の柱だったわけですけれども、それは裁判の総論の第一歩ということでもあったのです。他方では、当時ちょうど昭和五〇年（一九七五年）の段階で百日咳の事故がまたいくつか出てきて、予防接種のあり方がもう一度そこで問題になってきたときだったのです。予防接種法の改正ということが議論になり出していた。予防接種法の改正の動きにインパクトを与えたいという、そういう気持ちもあって、ディック証言をやったわけです。証言の中心はさっきも触れたように、予防接種の今までの問題点を明らかにするということにあったのですが、ディックさんはもちろん日本のことを知っているわけではないので、基本的にイギリスでの事故の調査、サーベランスと、それから接種の年齢や接種の方法について、どれだけのことをやってきたか、定期接種は廃止して、サーベランスで侵入してきたら発見をしてそれを追跡して接種するというやり方で蔓延は防げること、そういう伝染病予防対策をとるようになった理由、時期、そういったことを明らかにしてもらったのです。ディックさんらの調査と提言があって、イギリスでは定期接種は廃止しています。

廣田　確か、かなり前に廃止したんですよね。

河野　強制接種は一九四六年に、定期接種自体は一九七一年に廃止しています。

中平　多数の反対を押し切って廃止したというような証言がありましたね。かなりイギリスでも思い切ったことだったのですがやったのだと。

河野　それが裁判所にどういう影響を与えたかというのは、直接にはわからないのですけれども、ただ少なくとも日本の予防接種のやり方が、どうもイギリスと比べるとずいぶん、権力的というか、社会防衛第一主義と言いますか、そういうところがあって、個々の被害というものに目がいってないのではないかという、そういう印象は与えられたと思うのです。

ディック証言があったものですから、それを受けて、古川さんと、それからその当時の上林さんが年齢的にも高くて危険な状態になるかもしれないということもあり、まず実際被害を受けている人というのはどういう状況にあるのかを見てほしいということで、臨床尋問の申請をしています。原告側の申請を受けて、裁判所はそれを採用したということです。

■予防接種法の改正

秋山　一九七六年（昭和五一年）二月の出張尋問の後、その年の五月に予防接種法が改正されています。改正によって、被害者救済制度が正式に法的な制度になって、中身も従来よりは改善されたということですね。

河野　法令上は廃止していません。種痘の定期接種を法令上廃止したのは、一九八〇年（昭和五五年）にWHO総会で天然痘根絶宣言があって、その年に政令を改正し止めたのです。昭和五一年の法改正では、接種年齢を上げています。種痘については、昭和五一年の改正時点からは、接種を実際には見合わせて、事実上は定期接種が中止されたのですが、接種年齢を生後三六か月から七二か月までの間ということにして、いわば棚上げにしています。

それからあと、大きな改正点は何でしたか。種痘の廃止は、ここではまだでしたか。

秋山　予防接種法の改正と訴訟との関係は多いにあったといってよいですか。

河野　あります。それは昭和四八年に訴えの提起があり、裁判としては、ディック証言の実施で証拠調べが始まったわけです。その段階で、百日咳の事故がきっかけだったわけですけれども、見直しの法改正の問題があり、その時にはこの訴訟をどうするかということが常に頭にあったわけですね、厚生省としても。この時の衆議院の社会労働委員会の理事が橋本龍太郎さんだったのですが、原告団やそれから被害者のいろいろな運動の人たちが片一方でそういうところと接触をして、事情を説明したり、法改正で実際の解決を得られる形にならないかと考えて運動もしていたのです。最初はその気配が少しあったのです。確かその当時で死亡一時金一、八〇〇万円、それから後遺症者については一、八〇〇万円という金額をベースにした年金制度をつくるという案が一時出たんです。ところが実際にはそれはアドバルーンにすぎなかったわけで、最終的に出来上がったのが、死亡一時金として一、一七〇万円という、それをベースにした年金制度ができるという形になったわけです。この昭和五一年の段階で、原告団としては裁判を続けるかどうかかなり深刻な議論があったわけなんですが、結局、原告としてはその内容では満足できないということで、訴訟を継続することを決めました。そういう事情があります。その時に原告の意向を自民党の橋本さんなどにも伝えたら、結局その法改正では決着がつかないで、将来もう一回最終決着が必要なのかと、彼が言ったと聞いていますが、その時点で、改正の動きは一段落だったですね。

秋山　一定の成果はあったというんだけど、訴訟を継続しようと、こういうことだったわけですね。今から見れば、その判断はかなり重要ですね。

河野　大きいですね。二月の出張尋問の後、しばらく訴訟として停滞して、先生方にご迷惑をおかけするようになったそのプロセスの一つには、そこのところでどうなるかということが片一方ではあったのです。

■弁護団の増強

秋山　出張尋問の後、一年くらい訴訟は空白のようにみえるわけですが、訴訟外で準備がいろいろ行われていて、一つは法改正との関係で、訴訟を継続するかどうかという問題があった。他方で、この年譜を見ますと、各原告の状況を調査するという活動をし、かつ弁護団を強化するということが行われました。一九七六年(昭和五一年)の一一月に大野、廣田、山川、秋山の四弁護士が参加した。そして、昭和五二年二月八日の第一九回口頭弁論で、裁判所が以前から注文をしていた、具体的な過失論を主張することになったと、こういう経過です。この弁護団拡大の舞台裏というか、動きについてちょっと興味があるのでお話をいただきたいと思います。まず、リクルートした側からの話をお聞かせいただけますか。どういうことで弁護団を拡大し、どういうルートでつり上げたかという。

中平　これは私はかなり精も根も尽き果てたと言いますか、まあ、この程度でいいんじゃないかという原告の中の意見の人達に、私はむしろ同意見でした。それですから、私自身は積極的な意見は持っていなかったんですね。あとは河野君に。

河野　可部さんは、上林さんと古川さんの出張尋問の後、もともとの原則の、それはずっと可部さんの姿勢であったわけですけれども、個別の具体的な違法の事実を個別の原告について一つ一つ主張せよということを、原告に求めたわけです。結局、昭和五一年の法改正が不十分で、裁判で最終的に決着をつけたいという原告の方針が確定した時に、可部さんの求釈明、訴訟の進め方についてきちんと答えていく必要がある、一人一人について、具体的な事実を調べて主張をすること、それから責任論についても、全体の総論的な方向性をきちんと立てるということについて、中平先生と私でやっていたその体制で進めていくのは無理だと思ったわけです。その時にどうしたらいいかということをいろいろ考えたのですが、たまたま、ある事件、中平先生がもともと受けた事件だったのですけれども、大野先生、廣田先生が代理人に加わり、私も弁護士になって控訴審から加わったという裁判があって、その事件のことで大野先生と廣田先生にお会いすることがあった。何かの折りに、ちょうど一九七六年（昭和五一年）の夏か秋かというあたりだと思うのですけれども、廣田先生と食事をする機会があったのですが、その時に、実はワクチンの事件はこういうことなんだけれども、どうだろうかと、先生どうかと、相談をしたのが最初のきっかけだったですね。その後、廣田先生が大野先生に聞いてという経緯です。

廣田　確かそういうお話があって、よく聞いたらものすごい人数、原告団、すごい人数だし、私一人が加わったとしても、とてもできやしないというふうに私は思いまして、何人かは増員しなくてはいけないだろう。そしてその中に私が加わることはかまわないというふうに、確か返事をしたと思いました。意見を言ったと思いました。

河野　ともかく大野先生に感触を聞いていただいた。中平先生からお願いに行ったのは、大野先生の意向が示された後だったと思います。

中平　そうだったと思いますね。

秋山　そういうことで、廣田先生、大野先生が加わるようになったということですか。

河野　いや、加わる時にはもう先生方も全部一緒で、四人でということでした。

秋山　山川先生はどういうことで。

山川　僕は事務所が同じだったんですけれども、あの時大野先生から、吉原さんの『私憤から公憤へ』という題の岩波新書を示されて、中平先生から、この予防接種の裁判を手伝ってくれというお話があるんだ、と。まず、この本をちょっと読んでくれ、それでやるつもりがあるかどうか聞かせてくれと言われた。僕は読んで、もう非常に振るい立たされました。その時は大野先生はもちろんお読みになって、自分はやろうと思っておられたんじゃないかと思うんですけれども、僕にも廣田先生にも多分同じようにおっしゃられたのかなということですね。

秋山　逆になりましたが、大野先生のお話をお願いします。

大野　私は覚えていません。僕は中平先生からお話があったように、覚えているけれども、では、そういう具体的な状況を思い出せるかというと思い出せないし、それまで何件か中平先生とはご一緒にやったり、あるいは事件をご紹介いただいたりしたから、そういうことで、そういう依頼があったからといって非常に不自然なものを感じたりなんかしなかったし、むしろ弁護士が足りませんからね。さっき廣田さんが言ったように、足りないから、どういうふうにしようかと、むしろあなたの意見を聞いたんではないのかと思います。秋山さんたちとやったことでしょうか。

廣田　なかったですね。

山川　秋山さんは多分そうでしょうね。サリドマイド事件を一緒にやったことがあったから、もう一人ぐらいというお話が多分あったと思うんで、私はすぐに秋山さんがいいんじゃないかというふうに言ったと思います。

秋山　大野先生、この事件をやってくれと言われた時の印象というか。

大野　さき程からお話聞いていると、人間は誰でも非常に強気な人と弱気な人があるものだという印象ですね。僕はもう率直に言って中平先生に近くて、これが勝つとは思いにくいと感じた。それは度々雑談としてはお話したように、まずともかくジェンナーという人は、僕の修身の教科書に出てくるのですからね。人類の父とか何とか言う人で、自分の子供に種痘をしたという大変な偉い人だということと、それから現にそれだけじゃなくて、戦後親になってから、小児麻痺のワクチンの時には、これはもう請願につぐ請願、生ワクがでてきて、それは大丈夫そうだというので、生ワク請願を親たちがやりました、厚生省がぐずぐず言っていた。

廣田　あれはまず最初に、ソークワクチンかなにかでした。

河野　ソークワクチン、不活化ワクチンを使いましたね。

大野　それであんまり被害も出ることなくというか、ワクチンが危ないというよりは、あの時はすぐにワクチンが無くなっちゃって、それでよく効く、安全だということで、それで助かったという人もあるわけで、おそらく我々の年代のほとんどの人がワクチンというのは必要不可欠の予防薬であるというふうに思っていたんですから、これを一挙に悪の毒液だというふうに頭を切り換えるのは容易なことではありません。しかし、僕もそういう一種の固定概念から外されたのは、吉原さんの本です。

秋山　私自身は山川先生から一緒にやらないかという話がありまして、先程ちょっと話が出ましたように、私は弁護士になった時から五年間サリドマイド弁護団の末席を汚してまして、他の先生の薫陶を受けて事件やったわけですけれども、それが和解で解決したのが昭和四九年頃でした。そのあと昭和五〇年から六価クロムの集団訴訟を引き受けていたのですけれども、そこへこの話がありました。山川先生から吉原さんの『私憤から公憤』を渡されて、これ奥さんに読んでもらえ、自分も読んでもらって引き受けることにしたということでした。読みまして、やはり大変大きな問題であって、弁護士としては当然やるべき事件であると、大変やりがいのある事件が回ってきたということで喜んで参加させていただいたということです。

吉原さんの『私憤から公憤へ』は、その直前の昭和五〇年の一二月に出ていたんですね。これは弁護団を結集させるのに大きな役割を果たしたことはまず間違いのない、もちろんそれだけじゃなくて社会的に大きな役割を担ったわけですね。

中平　ご迷惑をおかけしてはという気持ちばかりがありました。私が弁護士の経験がなかったでしょう。

河野　中平先生は、原告には三年かかるとおっしゃったそうですが。

中平　裁判は三年ぐらいはかかるということは言ったね。三年で片づいている事件が多いからね。

秋山　三年だと言わなかったら誰もやらなかったかもしれない。

河野　確かにね、最初から二〇年かかると言ったら、これは誰もやらなかった。

中平　原告の人たちとの付き合い方も、私、よくわからなかった。

秋山　でも、この事件の原告の人たちは非常に質が高かったですよ。

廣田　よくまとまっていましたね。

中平　ほんとに割れなかったよね。

廣田　割れなかったですね。

中平　弁護士になるには、まずイソ弁でも何でもすべきですね。いきなり弁護士で、私の事務所にあった文明の利器はホッチキスだけですよ。

廣田　コピーとかは。

中平　コピーはなかったよ。

廣田　じゃ、準備書面はどういうふうに。

中平　準備書面は手書き。カーボンです。七枚カーボンをりました。現在とは雲泥の差です。今昔の感があります。

■国の過失を五つの具体的な過失に構成して主張

河野　一九七七年（昭和五二年）二月八日の準備書面をつくるまでが、先生方に実質的にいろいろやっていただいた、この体制になった最初でしょう。あれがやっぱり骨格です。ちょっとその点について、先生方にいろいろご意見なり感想なりを伺いたいと思います。

秋山　弁護団が六名になったのは昭和五一年の一一月秋頃からですね。原告が当時六二家族。六二被害者がいたということで、各弁護士が一人一〇名ないし一一名の被害者を担当して、個別的な主張も含めた具体的な責任論の検討を開始しています。

そしてまずは昭和五二年二月八日に、五項目の国の過失を提示する準備書面を提出し、さらにその後いくつかの準備書面でそれを補充する形で肉付けをしていったということで、結論的に言うと、基本的に国の過失を五つの類型に整理して主張し、それについて各原告の当てはめをしていったということですね。そのために、特に禁忌の存在等がありますので、各原告の個別事情について、それぞれが調査をしていった。

後に、準備書面⒄で原告の主張全体の骨格を整理して、裁判所に示しております。昭和五三年一一月二〇日の準備書面⒄にありますように、まず五つの類型を示す前に、新たな弁護団として、未必の故意による責任を主張したわけですが、これは従来訴状にあった主張をさらに敷衍して主張したということです。一〇〇万回の接種のうち、何回かでも必ず被害が出るということがわかって予防接種を実施した以上、未必の故意による責任がある、こういう主張です。それと同じように債務不履行責任を主張して、安全に接種する義務が果たされなかったんだから責任があるということで、無過失の立証責任を国に課すという趣旨で債務不履行責任を主張した。さらには過失の立証責任の転換の主張、それから過失の事実上の推定についても主張しています。

しかし、裁判所の注文は具体的な過失を主張してくれということでしたので、第一に、種痘とかインフルエンザワクチンについて、接種の必要性と接種による危険について、コスト（リスク）・ベネフィット・バランシングを考えると、明らかに不合理であったということで、接種を廃止しなかった過失を主張した。

二番目には、種痘であるとか百日咳あるいはインフルエンザについて、予防接種被害が問題になってから、国が遅ればせながら接種年齢を引上げましたが、種痘については、一歳未満の種痘というのは、接種の必要性が非常に乏しいにもかかわらず、逆に接種による危険というのは最も高いということで、一歳未満の乳幼児に接種したのは、明らかに不合理であったという点について、そういう制度を維持したのは国の過失であると主張をしました。百日咳やインフルエンザについても、二歳未満の子供に接種をしたのは同じ理由で違法であり、過失があると主張をしました。

三番目の具体的過失の類型としては、禁忌の該当者あるいはその疑いのある人を接種から除外しなかった過失を主張しました。これは個別の医師の過失ということではなくて、国の禁忌の定め方がまずかった、あるいは国が接種医に対して、適切に禁忌該当者を除外するように指示を十分にしてなかったという過失が国にあるという主張をしました。

それから三番目の禁忌に関する過失については、準備書面(8)あるいは準備書面(11)に書いたわけですけれども、従来から予防接種実施規則に定められていたような禁忌の定め方では、特に集団接種というのは予防接種の問題を十分認識できていない医者も含めて接種に当たるわけですので、接種によって事故が起こる可能性がある類型をもっと明確に具体的な禁忌として定めるべきだったという主張をしております。例えば、発育不良あるいは発育の遅れている乳幼児であるとか、虚弱体質の子供であるとか、風邪にかかっている子供であるとか、下痢をしている子供であるとか、病気あがりの子供、その他いくつかの類型を示しました。これは原告を詳細に調査して、何か接種時に異常がなかったかどうかというようなことを相当我々は調べたわけですが、その中から浮かびあがってきたものについて、専門家の意見を聞いて、禁忌として設定すべき類型であると考えて主張したものです。

さらに、そういう禁忌該当者を除外するために必要な問診等が行える状況がなかったのに、国がそれを放置していたということを主張しました。この点については、特に原告から強く指摘があったところでもあります。短時間に次から次へ接種されて、何も身体・健康の状態を聞かれなかったというようなことがあったわけで、そういうことを原告たちが非常に問題にしていたことがあり、それを受けて主張をした。

四番目の過失類型としては、接種量と事故とは関係があるという考え方のもとに、必要最小限の量を規定量としないで、多すぎる量を規定していたので、そのために事故が起きた、接種量の定め方について過失があったということを、特に百日咳ワクチンについて主張しました。これは現に百日咳ワクチンについてはそういう指摘があり、実際に制度上も規定量が変更されたという事実があって、それに則した主張でもあったわけですが、こういう主張をするについては、東大の医学部の図書館に籠もって、過去の規定量に関するいろんな文献を探したりして、それにもとづいて、あるいは専門家の意見を聞いて、主張をまとめました。

五番目の過失は、複数の予防接種を同時にすると危険であるとかあるいは生ワクチンの接種後一か月間は他の予防接種をしてはいけないというような考え方があったわけですけれども、それが制度上きちんとされていなかったということで、他の予防接種との間隔を十分にとらなかった過失を主張しました。

以上五つの類型を過失としてまず主張し、それに各原告が当てはまることを主張しています。この作業自体はかなり大変な作業だったわけですけれども、それぞれが一〇人ないし一一人の被害者についていろいろ調査をし、あるいは総論的な文献を集めたりして主張を組み立てています。これについて、何か皆さんのほうからご指摘ありませんでしょうか。

廣田　これ、大変な作業でしたね。可部裁判長の求釈明に対して答えなきゃいけないという見地から、どういう過失があるか、考えられるかというのを、ほんとにいろんな資料も読んだし、原告の人達からも事情を聞いたし、その中でいま秋山先生が言われたような五つの類型にまとめたと、こういうことになるわけですね。

秋山　合宿もやりましたね。

河野　合宿は昭和五二年の夏、八月なんです。この昭和五二年二月八日の最初の総論の書面を書く前は合宿はしてないんですが、これを原告については当てはめて、個別の主張をし、同じ年の九月一六日に準備書面⑾を出していますけれども、これの準備として、この年の八月に伊豆の大川の施設に行って合宿しています。先生方に加わっていただいて、昭和五二年二月八日の書面を出すまで、短い期間に相当インテンシブな作業をして、この五つの過失というのをまとめています。

秋山　この準備書面⑾と準備書面⒀が、個別原告の当てはめまで含めた主張です。弁護団が拡大されてからほぼ一年くらいで、この主張を出したということですね。あとはその主張に対する被告側の反論があって、それに対する再反論的な準備書面をまた出したりしてますけれども。

河野　さっき触れた準備書面⒄は、昭和五三年一一月二〇日に出して、この段階でもう責任論はこれで行くというふうにして主張を終えていて、その時に証人申請もして、その後の証人調べに入っています。ですから、その意味でもほんとに精力的な活動で、一年半ぐらいの期間で骨格はすべて出ているという形になっております。

秋山　五つのうち、禁忌論以外の部分というのは、先程もちょっとふれましたけれども、基本的には提訴によって予防接種問題が提起されて、それで厚生省のほうでもいろいろ委員会等ができて検討して、制度を変えた。例えば規定量を減らすとかね。予防接種を中止するとか、年齢を引き上げるとか、そういう措置をしたわけですけれども、そういう措置をもっと早くとるべきだったと、こういう主張ですね。

河野　五つの過失という、このような具体的な過失の主張をしようという方針をとったのは、私の記憶だと、最初から立証責任の転換とか推定というのは無理だろうと予想されたことによるものです。最終的に過失と結果との因果関係というのははっきりわからないわけだから、一つ一つを結果との結びつきで具体的な過失を主張するのは難しいだろうけれども、何か中間的なところまでこちらは主張して、そこから先は過失の推定というふうに橋渡しをすべきではないかと考えて、その中間的なものとしては何がいいかということを検討した結果、最終的にこの五つにまとまったということでした。

■インフルエンザ予防接種最高裁判決

秋山　そうですね。この事件は節目節目で最高裁判決というのが非常にプラスの役割をずっと果してきているわけで、それはあとからまた出てくると思いますが、我々がちょうどこの過失論をまとめていた直前の昭和五一年九月三〇日の第一小法廷判決、インフルエンザについての判決（本書第二部五七頁参照）がありまして、これがまさに弁護団を拡大する直前に出てるわけですね。この判決が当時としては非常に大きな意味をもちました。それは、一つはこの判決がまず問診について非常に厳しい義務を課していることでした。禁忌者を識別するに足りるだけの具体的な質問をしなければならない、かつ被質問者に的確な応答を可能ならしめるような問診でなければならないとしていまして、問診義務というものをかなり踏み込んで捉えたということです。

それからもう一つは、ちゃんとした問診をしないで禁忌者を見逃した場合は、死亡との関係において過失があったと推定するとしたわけです。これは大きかったですね。この判決によると、禁忌があったということと、問診をちゃんとしてなかったということは立証しなければいけないんですが、それさえ立証されれば、例えばその禁忌を見逃したから死亡したのかどうかはわからないとしても、そこは推定すると、こう言ったわけです。つまり事故と関係がありそうな欠陥があればそれによって過失があったと推定するということで、五つの具体的過失を構成するうえで非常に大きな判決だったと思うのです。

だから、我々は何らかの欠陥を探そうとした。廃止論は別だと思うんですが、廃止をしていれば事故が起こるわけないんですけれども、若年接種は危険だとか、例えば接種年齢を引き上げるべきだとか、あるいは量が多いと危険だとか、間隔をちゃんと守らないと危ないとか、これは一応それがあったからといって、それによって結果が生じたんだということまで立証させられる、予見可能性がちゃんとしてなきゃだめだと、こう言われるとなかなか難しいのですけれども、この最高裁判決があったので、禁忌だけじゃなくて、量についても間隔についても一定の危険性を疑われる欠陥というか、そういうものがあれば過失は推定できるんだということを、この判決の上に立って組み立てることができたということですね。特に禁忌については、まさにその禁忌に関する判決であったということで、よけい我々としては禁忌を見つけようということで相当やりました。そのへんの苦労話とか感想とかありませんか。

山川　苦労話というわけでもないですが、そういう観点から原告のご両親、特にお母さんたちにいろいろ質問をしたら、お母さんたちは自分の子供の健康に問題があったということについて、非常に心理的な抵抗があって、問題があったということをむしろ言いたがりませんでしたね。

廣田　言いたがらなかった。やっぱり家の子は元気でしたと。

秋山　我々としては何かないかということを一生懸命聞き

出そうとした。

廣田　ただ一審は損失補償でいってしまったので、そこは判断してないんですよね。

秋山　判断してませんが、我々のこの段階での作業というのは、禁忌さえ見つかれば、そして問診が不十分だったということが立証できれば勝つ可能性が出てきたということだったので、禁忌を一生懸命集めようとし、実際集めて主張したんですね。

この段階の議論としてもう一つあったのは、国家賠償法一条の「公権力の行使」に該当するのかどうかということで、勧奨接種がどうなのかということが問題になりました。それから定期接種の期間内に接種できなかったんだけれども期間外に自治体がやっている当時の予防接種法九条による予防接種を受けた人がどうなるか。それから、予防接種法三条による接種義務を履行するために任意に開業医で接種を受けた人について、公権力の行使と言えるのかどうかということが論点になりました。これについても準備書面をまとめました。

それから、禁忌について言えば、禁忌を見逃したことについての医師の過失、それによる国の責任ということも考えられたわけですね。量についても、規定量以上の接種をした疑いがあるケースがある。あるいは実施規則で定めた接種間隔を守らないで接種したケースもある。接種医に過失があるということが言えるケースもあったわけですね。しかしそれについて、期間外接種だとか開業医接種だとかいう場合に、あるいは勧奨接種についても問題になると思いますけれども、医師が国の公務員と言えるかどうかというような議論もありまして、それについてもいろいろ難しい議論をしました。ただ基本的には、我々は国自身に過失があったと、制度の決め方そのものに過失があったという構成で主張していたということです。それとともに、個別については医師に過失があったので国に責任があるという主張も、補充的には出していました。

■ 損失補償責任の主張

秋山　次に年譜を見ますと、五つの過失論を主張した後の、一九七八年（昭和五三年）九月二九日に、すぐに損失補償の主張を出しています（準備書面⑯）。この経緯について山川先生のほうからお話いただけますか。

山川　この時期、昭和五三年九月というのは、昭和五四年の二月から証人尋問が始まることになっていたのですね。年譜を見れば明らかですけど、昭和五四年二月に青山英康岡山大学教授をもって証人尋問が始まるわけで、五つの過失類型はいろいろ苦労して整理し、考えたわけですけれども、はたしてこれで全員が勝てるのであろうかというのは常にみんなの脳裏を離れなかったと思うのです。全員を一括して救済する、勝訴するための理論というのを、もう一つ何か考えなくていいんだろうかというのが頭にあった。吉原さんの『私憤から公憤へ』の中にも適法行為による損失補償的な考え方、法律家的な議論ではないけれども、そういうような考え方があった。

僕も吉原先生の本を読んだ時に、適法行為による損失補償というものが使えないのかな、ということをちらっと考えた記憶があるんですけれども、みんなの頭の中にこの考え方がやっぱりあったと思うのですね。それを全員の救済の理論として証拠調べの前に出しておく必要があるんじゃなかろうかというふうに整理したんじゃないか。しかし、同時に原告団の心の中では、正当行為に対する補償、そもそもこの事故を起こしたああいう個別の予防接種が正当行為であったなんてことは許しがたい表現になるわけで、非常に抵抗があった。僕たちの中では、こういう議論はやっぱり法律家としては出しておきたいですけれども、原告団といろいろ議論をして、原告団の理解を得ながら出すというようなことで、少し引きずってきたと思うんです。原告団の一応の理解も得られて、証拠調べが始まる前に出しておこうということになった。その理論の中身、裏付けとしてはドイツの犠牲補償の観念、田中二郎先生などがすでに古くから教科書に書いてるわけなんですけど、それと一九五三年のドイツ連邦通常裁判所（ドイツの最高裁判所）の予防接種に関する判決があるということもわかった。

廣田　損失補償の請求権を主張する前には、私いまでも覚えているんですが、当時、事務所で、大野先生は盛んに私のほうを向いて、「君、これは損失補償はどうかねえ」と、何度も言われた。私はそんなに損失補償について詳しくありませんでしたけれども、応対して、その後ですね、確か大野先生が、個別的な五つの過失論では先ほど秋山先生が言われたように難しい、弱い人も出て来るだろう、全部は勝たないだろう、やっぱり全員が勝つには損失補償しかないんじゃないか、ということを大野先生が盛んに言われて、その結果にもとづいて弁護団会議にそれを上程したんじゃないかという記憶があります。

中平　私も気持ちの中では、かねがね損失補償の主張がありましたけれども、損失補償の理屈にこの事件に適用できない、できかねる弱点があったうえに、私、当時ドイツの補償の金額を計算したことがあるんですよ。そしたらそれは五〇〇万円前後なんです。小さいんです。そんなことで私は踏み切れずにおった時に、大野先生のほうから強力な意見が出て、また大野先生が言ってくださると原告団が納得するって言いますかね、そういうところがありまして、すらすらっとそういうことが固まったように記憶してますね。

秋山　年譜を見ますと、一九七七年（昭和五二年）の一一月に損失補償論についての議論をして、損害賠償請求とともに主張することにしたと、こういうことになってます。多分弁護団会議で、あるいは原告団会議で、一応内部的にはここで出そうということにしてるわけですね。この時期は、要するに、先ほどの五つの具体的過失について個別の当てはめまでやった準備書面⑾を出した直後なんです。そういう準備をしながら、損失補償についても議論をして、出そうじゃないかということを決めて、最終的に出したのが昭和五三年九月二〇日の準備書面⑯なんですね。

山川　多分いちばん最初の頃から、弁護団全員の頭の中にこの主張はあったと思うのだけど、原告団の心理的な抵抗もあったものだから、まず第一次的には不法行為、国の過失という主張をしよう、そして時期を見て損失補償の主張をしようというふうに、二段階方式に分けたのではないかと思うんですね。同時に、一九五三年のドイツ連邦通常裁判所の判決を勉強することだとか、それから、行政法の塩野宏先生にアドバイスを求めてご意見を伺いに行ったということもある。弁護団仲間の勉強というのも少しずつ積み重なってきたのではないか。大野先生が確か家畜伝染病予防法だとか植物防疫法なんかのこともね、検討されました。

秋山　私の意識では、五つの過失は相当本気でやったのですが、禁忌以外の過失は制度にかかわるものだから、国がやっていた制度そのものが違法だったということはなかなか裁判所は認めがたい。そうなると禁忌のほうが可能性がある。だけど一所懸命禁忌を見つけて、相当難しい主張もしたんだけれども、それでも禁忌がない人もいました。そこで、やっぱりこの訴訟は全員救済ということじゃなきゃいけないということで損失補償の主張が出てきたように認識しているのですが、大野先生はもっと最初からそのことを相当お考えになっておられたんでしょうか。

大野　ええ。もちろん禁忌を、個別化した禁忌ということは、やらなきゃならないとは思ったんですが、実際に、原告の家族に会って伺うと、非常にはっきりとした禁忌ということを見つけることはほとんど不可能ではなかったかという印象でした。一体この過失行為とそれによる損傷との因果関係がどうなるのかということは、これはよくわからない。個別的に過失を主張した予防接種の事件で、他にやったのではだいたい負けてるんですよね。一、二審で。ところが最高裁が破ってるのがありますね。さっきの昭和五一年九月三〇日の第一小法廷判決です。それとルンバール事件の最高裁判決も因果関係を否定した二審判決を破棄している。そのように最高裁の傾向を見てると、もう少し大づかみにやって処理してるんじゃないか。あまりにそこへ入っても、なんか我々自身、親はああ言ってたけど、ほんとは禁忌があったんだなあとか、そういう変な印象、何となく立証したほうが得だというようなことになってしまい、本来の裁判の正統を行ってるものではないんじゃないか。それは、もともと無理なことを原告に要求するから、そういう変な路線が出てきちゃうんで、ドイツの一九五三年の判例ですか、それを見るともう真っ向正面から認めていいと言っているんで、そういうほうがやっぱり、裁判の落ち着きとしていいんじゃないかという強い感じがしていたんです。

中平　僕はこの判決をドイツの法律家がまっとうに取り上げて議論してくれるとうれしいと思っているんですよ。この点ね、非常に貴重な材料だと思いますね。

秋山　この損失補償を我々が議論して、もちろん原告団の内部でもいろいろ議論したうえで、最終的には出すということについて同意を得て出したわけです。それについて、大阪、名古屋等、他の予防接種禍集団訴訟の弁護団ともいろいろ連携しながら活動していたので、各地の弁護団とも議論しました。名古屋で行われた全国弁護団交流会議で、こちらは損失補償の主張をするつもりだということを説明して、議論してもらったことがあります。その時の他の弁護団の反応について、どなたか記憶ありますか。

大野 その時は僕が責任者だったから覚えてますけれども、他の弁護団は損失補償の主張をすることに反対でした。こういう事件でこんな酷い目に会ってるんだから、正当行為についての損失補償なんてとんでもない、というニュアンスでした。

秋山 昭和五三年九月にこちらが正式に損失補償の主張をし、そして昭和五九年五月一八日に東京地裁の判決が出て、損失補償で全員を救済したわけです。それまでは他の弁護団はこの主張に対しては、非常に消極的だったということが印象的でした。

もうちょっと理論的な問題としては、生命の収用というような主張はできるのか。それが正当行為であるというような主張はありえないのではないかという議論がありました。

山川 生命の収用を認めるということにつながりかねない。

秋山 だからおかしいとこういう主張がありました。

山川 その二つでしょうね。正当行為だというのは、そもそも感情的にも受け入れられないというのと、もう一つは、この理論自体が生命の収用を認めることに繋がるのではないのか。金さえ払えば何をしてもいいということになりかねないという、その危惧があったかもしれません。

秋山 損失補償について他にございますか。

河野 塩野宏先生にご意見を伺ったのは、最初に伺っているのは昭和五二年六月八日なんです。これは全員で行って、本郷の学士会館だったと思います。

山川 塩野先生は、かなり早い時期から、いろいろドイツの判決を読んだり、ドイツの学説なんかを踏まえて、研究しておられました。

秋山 わざわざ原稿を作って来られて、それに基づいて、お話をなさったのを印象深く覚えています。この損失補償の主張を、弁護団としては真正面から主張したと思うのですが、それを裁判所に受け入れてもらうための活動はどうでしたか。塩野先生の論文が出たのはいつでしたか。

河野 それは一審判決後。一審判決前にはそういう文献的な論考はなかったです。ただ、田中二郎先生の「公法上の損失補償制度について」だとか、それから今村成和先生なども、予防接種事故にフォーカスをあてていたというわけではないけれど、予防接種について一応書いておられた。それから平井助教授。

秋山 当時あった文献やドイツの判例等を引用しながら、こちらの理論を組み立てて主張し、それが裁判所に認められたということですね。

山川 その関係で一つだけ言えば、歴代厚生大臣がお見舞いの言葉というのを出していた。あれはやっぱり損失補償を認める際に、国の意識というか、国ですらこんなことを言ってるじゃないかという一つの裏付けになったんじゃないですか。

「何々殿には予防接種を受けたことにより不幸にも廃疾状態になられました。これは社会防衛のための尊い犠牲であり、誠にお気の毒にたえません。ここに予防接種法により障害児養育年金をお届けしてお見舞い申し上げます。」と。

秋山　これはかなり有力な証拠になりましたね。これはどういうふうにしてとったんですか。これを出させたということが結果的に非常に重要だったと思うんですが、その経緯がわかりますか。

河野　これは確か昭和五一年の法律改正の時だったと思います。

廣田　書証でも出している、個別の書証として出している。

中平　政府の姿勢がいちばん困ったですね。つまり、憲法上の損失補償ではないというんですよね。基本姿勢がね。確かに国の立場はそう言わざるを得ない。イモずる式に損失補償というのが広がる可能性がありますからね。生命、身体について規定がなく、損失補償を拡張解釈できないんだという基本線は非常に説得力があると思うんですけれども、しかし限定をつけて、例外をつけて生命・身体に対して損失補償はあり得るんだということを、やっぱりドイツの判例のように日本でもやがて確立していかなきゃいけないいんだと私は思っているんですけど。

河野　大野先生が家畜伝染病予防法と植物防疫法を持ち出して議論をされた。あの法律はどこから調べたのですか。

大野　まったく偶然見つけたんです。なんかそのへんあたりにあるんじゃないだろうかと。それで大六法を見てたら、「え、あるじゃないか」。初めに動物を見つけて、それから草木まであるんだよね。大六法っていうのは見る価値があるなあと思うけど、なんかそういう頭があって。

河野　共同海損は田中二郎先生の本などに書いてあることなのですか。

大野　あまりないですよ。だけど共同海損も、源は「中世における共同海損に始まり」というようなことが書いてあったのがあると思う。その本は何であったか忘れたけど、共同海損というのをずうっと見ていったらそういう説明が出てきたから。

河野　それともう一つ、損失補償の議論をする時に、大野先生もいつも通常の人身被害の場合の損害賠償額と比較して、政府の救済制度の金額というのが低いということを、比較すると全然違うというところを、有力な論拠にしてましたですね。確かにあれは説得力があったんじゃないかと思うのです。

大野　牛は一〇〇パーセントの損害、損失補償で、それに対して、人間は。あれ計算したじゃないですか、何パーセントなんだろうと言って。損害賠償の基準と比較すると三分の一とか一〇分の一とか、死んだ方は特に低かったね。国は自由裁量だと言ったんだよね。どうして牛は自由裁量じゃないの、草木は自由裁量じゃないの、と。牛や草木は原価を、損失を受けた原価を補償するとなっていて、それはその当時の時価であろうなんて解説が出ていましたね。

山川　正当な補償というのは、国が裁量で決められるんだということを言ったもんだから、そうではないんだ、と。当時通常に行われている方法による損害賠償の算定額を、フルに払わなきゃいけないんだということを主張したわけです。動物でも植物でも時価によって補償してるというふうに。

河野　憲法二九条三項を根拠とする意味は、補償の内容が、国の裁量ではなく「正当な補償」でなければならないところにあります。この点は、我々としてはある時期からは、多分裁判所はこの損失補償の議論でいくんじゃないかというふうに思ってましたね。

■証人尋問

秋山　次に、昭和五三年一一月二〇日付の準備書面⒄で、五つの過失と損失補償責任ということで、原告側の主張の項目を整理し、同じ日に証人申請をしています。ということで、以後証人尋問が始まるわけですが、そのことについて河野先生のほうからお願いします。

河野　申請した証人のうち、総論関係では青山英康岡山大学教授、海老沢功東京大学教授、それから白井徳満医師と大谷杉士先生（東京大学教授）が責任論の関係で証言をして、ちょうどそれに対応する形で国側は証人申請をして、同じような形で尋問をしたということになりました。

秋山　内容的には予防接種全体の問題点、それと五つの過失に関するものということですか。

河野　そうです。禁忌に関する部分という点では、白井徳満医師にお願いしたということになります。

山川　白井先生は鑑定書も作ってくれたのですね。

河野　それは高裁の段階です。経過から見ると、総論関係の原告側、被告側の両方の証人尋問というのは非常にスピーディに進んでますね。

秋山　結局証人は何名調べましたか。

河野　原告側は白木先生まで含めて五人。ディックさんを入れると六人。

秋山　この時期の尋問としては、昭和五四年の二月の青山証人から始まって、国側の証人も含めて、昭和五五年の九月の北村敬予研部長の証言まで、責任論の関係の学者証人として、一年半ぐらいで両方の証人尋問が終わったということですね。

山川　期日はある程度まとめて入れてくれたんですね。

秋山　審理計画、尋問計画を立てて、予め期日を定めてやったということですね。集中審理とは言えないんだけども。

山川　その点は原告本人尋問についても同様でしたね。出張だとか。

秋山　この責任論に関する学者証人の証言について、何かありますか。

廣田　福見秀雄先生ですよ、思い出すのは。確か河野先生が反対尋問をやってね、そんな学童接種、乳幼児接種、インフルエンザの乳幼児接種なんかいらないじゃないかというふうに攻めていったら、そんなことしたらワクチンメーカーは潰れますよと、こう言いましたね。

中平　自分の子供にはしないと言ったんじゃなかったかな。

あるいは彼の座談会の記事で読んだかも知れません。

廣田　それは先生、文献だと思いますね。法廷では、覚えているのは、ワクチンメーカーが潰れますよ、と。確か調書の中に残っていると思います。

山川　福見さんというのは割合、ベラベラと喋る人だったね。

秋山　予研の所長でした。

中平　何言っても怖いものはない立場の人だったね。

廣田　この時でしたか、医学部の図書館に通っているというのは。

河野　いや、それはもっと前ですよ。主張を組み立てる時です。

秋山　そのほかに反対尋問の材料を探すということで、行きましたね。この手の専門家の反対尋問で資料が集まりやすいのは、学者だから論文を書いてるということですね。

■自白の撤回と因果関係の立証

秋山　そして年譜を見ていきますと、原告宅への出張尋問が、一九八〇年(昭和五五年)の四月から、この専門家証人の証言の最中から、始まってます。それは後にして、次に問題になったのは因果関係でした。例えば年譜の昭和五五年の一〇月、第四四回口頭弁論を見ますと、国は九名の原告について因果関係を争うと主張したとあります。それから昭和五七年の九月二七日の第五六回弁論を見ますと、被告側はさらに六名、合計で一五名の因果関係を争うことを主張したということなってます。これはどういうことでしたか。

廣田　国の主張は、ポリオのワクチンによって、脳炎・脳症になることはあり得ないということでした。

秋山　従来の国の応訴態度は、因果関係は事実上認めているような争い方だったんじゃないですか。

河野　最初の、第一次の訴え提起の原告に対しては、国の認否が、本件原告らの死亡、身体障害と予防接種との因果関係は争わないと言っていたんです。

秋山　自白してましたね。その他の追加原告についてはあまりはっきりした認否はなかった。そのままずっと推移してきたんで、事実上因果関係は争点にならないだろうというふうに考えてました。しかも我々の原告は全員救済制度の認定を受けていた。予防接種法の救済制度上、予防接種の被害者であると、認定を受けていたわけです。ところが、国はこの段階で、二回に分けて因果関係を争うと主張してきた。昭和五七年九月二七日の口頭弁論で自白の撤回をしたんですね。

河野　自白の撤回をして争うというふうに言ったんです。それで、これに対して、私のメモを見ると、全員がかなり厳しくそれについて抗議して、大野先生も三回ぐらい立って発言しているように、メモしています。原告代理人としては、自白の撤回が不適切であることを問題にしたわけですが、ただ裁判所としては、国がそういう態度ならば、それはそういうこととして進めたいということだったんです。それに対してということで、原告側は白木博次先生を証人として申請しようということになったわけです。

秋山　被告側は木村三生夫東海大学教授が証言しましたね。年譜を見ますと、昭和五七年の九月から一二月にかけて証言が行われています。

河野　白木先生は翌年まで確かかかっております。昭和五八年の一月三一日というのが反対尋問なんです。

■原告本人尋問

秋山　こういう動きと相前後する形で、先ほど言いましたように原告本人尋問が実施されていったということですね。これについても河野先生のほうで説明していただけますか。

河野　これは個々の説明というよりは、どういう経緯で原告全員について証言をするということを、弁護団の方針として決めたかをちょっと思い出していただければと思うのです。

秋山　重要だったのは、被害家族、全家族について裁判所が尋問をしたということですね。尋問を実施し、そして生存被害者についてはすべて家庭訪問をした。家庭で出張尋問をしたということです。

河野　現場で実情を見てもらおうと、弁護団で決めたんですね。裁判所もそれに応じた形で。全国に散らばっているから大変な作業であったと思うのです。準備も含めて大変だったと思うのですけれども、これは異論なくそういうふうに決めたんでしたか。

廣田　あんまり異論はあったと思われないですね。

山川　裁判所も、基本的には非常に前向きに協力的でした。受命裁判官で実施するということも含めてですが。

廣田　国もそんなに反対はしなかったですね。

秋山　そうでした。そういうことで年譜を見ると、昭和五五年の四月、五月に二家族尋問をやって、それから昭和五六年の二月から本格的に出張尋問や、法廷での原告本人尋問がずっと行われ、昭和五七年の六月で終わってます。

廣田　そうですね。

秋山　昭和五六年二月から昭和五七年の七月まで、一年半を費やして、全家族の尋問を行っている。これはこの裁判では相当重要な位置を占めていたといってよろしいでしょうか。僕の感想は、家庭に行って、速記官も来ます、書記官も来ますよね。もちろん裁判官も来ます。裁判官も複数で行っていませんでしたか。とにかく裁判所の裁判部が何人かで回った。そして相当衝撃を受けられたということは、我々が見てもわかりましたね。特に女性の書記官は涙ぐんでました。帰る時も、頑張ってくださいと声をかけないでは帰れないような状態だった。それが実際上、裁判所の判決に非常に大きな影響を与えたと思います。

山川　吉原先生が最近の本に書いているけれども、小野寺規夫裁判長が出張してきた時に、私も東北大学の出身です、頑張ってくださいと言われたというようなことを書いているのですね。それはインパクトが大きかったでしょうね。

廣田　藁科さんのところに小野寺さんが行った時にね、前に言ったかもしれないけれども、藁科さんの子供さんは、動き回るんですね。すぐ転んじゃうし、癲癇を起こすし。介護がものすごく大変だったんです。お母さんの尋問をやっている時に、「いま何をしたいですか」「一日でもいいからゆっくり眠りたいです」というふうに陳述しました。小野寺さん、ハンカチを出して涙を拭ってましたね。

山川 国の代理人は粛として、ほとんど反対尋問なかったんですよね。

秋山 そうですね。国の代理人自身も、そういうのを見ながら、この事件は何とかしなきゃいけないというふうに思ったと思うんです。それは間違いないと思いますね。

我々も分担して行ったわけですけれども、我々自身もそういう準備の過程も含めて何回かそれぞれの家庭に伺ってその実情をより理解できたと思うし、また原告の側から見ても、集団訴訟ですと、なんか自分自身が全体の中に埋もれてしまうわけですね。裁判所に出て来ない人もいますし、裁判の当事者としての自覚というか、そういう感覚というのはなかなかもてない人もいたと思うんですが、こういう出張尋問で、とにかく裁判官が自分の家族に相対してくれたという感じをもてたということは、また大変よかったと思います。

廣田 そうですね。言いたいことを言わせてもらったという。

秋山 死亡原告の家族については、家庭でというのではなくて、各地の簡裁や地裁の法廷で証言ということでした。これは当時の民訴法では受命裁判官がその裁判所で尋問ができなかったということがあったからです。平成八年（一九九六年）の民事訴訟法改正では、大規模訴訟ではそれができるようにしています。

そして、経過を見ますと、昭和五八年二月一四日の第六一回口頭弁論で吉原さん、藤井さんの二人が意見陳述をし、そして翌月、三月一四日に原告側が最終準備書面を提出。そしてその後補充する準備書面も出しましたけれども、五月二五日に弁論を終結しました。そして約一年後の昭和五九年五月一八日に判決が出ました。これは損失補償責任を認めて、全員が勝訴するという、全員救済の判決でした。憲法二九条によって全員を救済したということで、大変な衝撃を与えた判決でした。

最終準備書面までの過程については何かコメントありますか。

河野 この最後の結審の時は、当時、日比谷公園の角にあった古い、昔は交通部があった、あそこの法廷でした。いまは無くなっています。代理人が全員口頭陳述をしたのです。その結果が準備書面(三五)に、その後まとめられていますが、この時大野先生はお嬢さんを傍聴に呼んで、傍聴席で聞いていただいたし、弁護団全員なかなか力のこもった陳述だったと思います。

■ 一審判決

秋山 それでは、次に一審判決について、廣田先生お願いします。

廣田 二人については、接種医師の過失による国家賠償を認めています、梶山さんと河又さん。その二人は国家賠償で勝ったわけですが、それはいずれも予防接種法五条接種の人。

秋山　医師の過失ですね、あれは。接種量や接種間隔を間違えたということです。

廣田　そうです。その他の人については、国の損失補償責任を認めた。その前に、事故と予防接種の因果関係をいろいろと国のほうで争ったわけですが、ここでは白木博次先生のいわゆる白木四原則が採用された。これはもうその後の予防接種の判決は、因果関係を全部白木四原則によっていると言ってもいいんじゃないでしょうか。

要するに、まずワクチン接種と事故が時間的・空間的に密接していること。二番目は他に事故の原因となるべきものが考えられないこと。三番目は副反応の程度が他の原因不明によるものより質的・量的に非常に強いこと。四番目に事故発生のメカニズムが実験・病理の観点から見て、科学的・学問的に実証性があること。この四つの事項が満たされれば事故と予防接種との間に因果関係ありと認める。こうして因果関係が争われた全員について、事故と予防接種との間に因果関係があると、こういうふうに判決は言っております。その後の因果関係論については、これがリーディングケースになっていると思われます。

損失補償請求権の根拠ですけれども、まず予防接種は法律によって強制され、あるいは勧奨接種の場合も心理的・社会的に強制された状態に置かれていた。予防接種そのものが伝染病を予防するという公益目的実現のために実施されたものであること。第二に、その結果被害者は予防接種によってごく稀に不可避的に発生する副反応により、死亡その他重篤な後遺障害を来たし、通常では考えられない特別の犠牲を強いられる結果となった。三番目には、そのような被害者の損失を個人の者のみの負担に帰せしめることは、憲法一三条、一四条一項、二五条の精神に反するものである。このような損失は被害者らの特別な犠牲によって、伝染病の蔓延、予防という利益を受けている国民全体、すなわちそれを代表する国が負担すべきである。四番目に、公益のために公共のために財産上特別の犠牲が課せられた場合には、これにつき損失補償を認めた規定がなくても、直接に憲法二九条三項を根拠として補償請求ができる。憲法一三条後段や二五条一項の趣旨に照らせば、生命・身体に対し特別の犠牲が課せられた場合を、財産上のそれより不利に扱うことが許されるとする合理的な理由はない。したがって、生命、身体に対して特別の犠牲が課せられた場合においても、憲法二九条三項を類推適用し、直接同条項に基づき国に対して正当な補償を請求することができると解するのが相当である。現行の予防接種法による救済制度はその内容、額の面から、救済として客観的妥当性を有しないから、かかる救済制度による補償額と正当な補償額との差額について、原告らは補償請求ができる。さらに損失補償による正当な補償額の算定は、通常の事件の損害額との算定と同様の方法によるべきである。こういう判断をしています。

秋山　この判決の受け止め方ですけれども、まず原告団は、この判決をどう受け止めたんでしょうか。

河野　原告全員がすべて救済されたという点では、非常に喜ばしい判決でした。
秋山　国家賠償をほとんど認めなかったわけですけれども、やはり全員がこれで救済されたことを原告団は非常に歓迎した、とにかくみんなが救済されたということで大変喜んでくれた。
河野　裁判所としてはどの段階で、原告が主張した損失補償の議論に乗っかると考えたと思いますか。本人尋問で全国を回る、あの段階ではもうそういうふうに固まっていたでしょうか。
廣田　わからないね、それは。ただやっぱり、五つの過失は、どっかに穴があるんですね。勧奨接種や個別的な医師の過失の場合に。国の責任まで結びつくかという問題などですが。
秋山　全員について公権力の行使にあたるといえるか、とか。それと、禁忌の点は引っ掛かり得るとは思うんだけれども、それ以外の制度論について、廃止論とか規定量が誤っていたとか、制度自身が間違いだったと、そこまで踏み込むのはなかなか抵抗があったかもしれませんね。禁忌あたりであればと検討はしたと思うんですけれども、禁忌になるとやっぱり具体的な事実認定として、原告側が主張しているものがすべて禁忌だったというふうに認定できるかどうかということもあります。
廣田　だから一審判決は全員について国家賠償請求権の存否を判断して、二人しかだめだと認定した。
秋山　あとは否定したわけですね、結局。
廣田　そうです。否定してるわけです。
秋山　それは損失補償で全員救済できるということがあって、過失の点ではあまり無理しないでおくということだったのかもしれないですね。
河野　生命・健康被害について損失補償を認めたのは、空前のことでした。それ以前にはない判断だったわけですが、裁判所も随分思い切った判断をしています。
秋山　裁判所としては、学説としてはあっても、それはものすごい思い切った判断です。
中平　考え方として、損失補償という考え方は、たしかに憲法の規定だけで事を処理するには曖昧すぎる。だからやっぱり一般的には個別立法が必要だと思うんです。だけども、こういう損失補償という思想が、法律の世界になきゃならないということも事実ですね。裁判官としては、国の政策に非常に大きな影響のある裁判はしたくないわけです。しかし、それをあえてこの裁判所がしたというのは、裁判長の最大の功績だと思います。

■ 一審判決と学界の反応、他の集団訴訟への影響

秋山　あの判断がいかに思い切った判断であったかということは、それに引き続く、この判決に対する学界のいろんな反響、これを見ることによってかなりわかるんじゃないかと思いますが、そのへんはいかがですか。
廣田　塩野宏先生をはじめ原田尚彦先生、阿部泰隆先生など、かなり積極的な評価をしてます。いろいろな反響の中に

は、自己決定権の侵害という論理を使うべきだとか、生命・身体に対する収用を認めることにつながるんじゃないかということで反対をしている人もいます。

秋山 むしろ否定的な意見が当初はパーッと出て来たんじゃなかったですか。それに対して我々が、学者にいろいろと説明したでしょう。

廣田 いまから見ると、全体としては積極的評価のほうが多いと思いますけどね。

中平 皆さんにお話したことがあると思いますが、訴状を提出した時点で、私は非常識という批判を受けたんですね。ですから、私は判決を聞いて、ほんとに気が抜けるほどホッとしました。それとともにやっぱり損失補償の主張をしておいてよかったということを思いました。

山川 裁判長の小野寺規夫さんという人は度胸のある人でしたね。

中平 素晴らしい判決を書いてくれてね。いや、私は外国の法曹にね、裁判官や弁護士に是非この判決を読んでもらいたいと思うんですね。

廣田 ただ、その後のことを言いますと、大阪の集団訴訟、九州の集団訴訟、いずれも損失補償を認めています。そこまでは小野寺判決がリードしていったわけですけれども、その後、東京高裁が損失補償を否定し国家賠償による救済の方向を示したため、そこで途切れちゃった感は否めないですね。

秋山 私の印象では、判決が出たあと学界の反応というのがかなり混乱してちょっとこれは大変かな、という感じをもった記憶があります。もう少し学界の認識も十分であってほしいということで、何人かの学者の先生と議論させていただいたりしました。

山川 大野先生が判例タイムズの座談会（一九八五年一月一日・五三九号）に出られました。翌年、藤倉晧一郎先生、塩野宏先生、淡路剛久先生による外国法のことを中心の座談会がありました。

廣田 判例タイムズ一九八六年九月四日・六〇五号に掲載されています。

秋山 学界でもだんだん東京地裁判決が支持されるようになっていったと思いますが、東京地裁の判決の後、各地の予防接種禍集団訴訟の判決がどうなっていったかということをちょっとお話していただけませんか。

廣田 東京地裁の判決が載っている判例時報一一一八号には、約一か月前に出された高松地裁の櫛橋さんの予防接種事件の判決が出てます。これは国家賠償も損失補償も否定しています。それから昭和六〇年一〇月三一日、約一年半後に出された名古屋地裁の集団訴訟判決は、国家賠償を認容して損失補償を否定しています。それから昭和六二年九月三〇日、東京地裁から三年半後ですけれども、大阪の集団訴訟判決においては、一部を除き国家賠償を否定して損失補償を認容しています。平成元年（一九八九年）四月一八日の福岡地裁の集団訴訟判決も損失補償責任を認めました。その次に現われたのが我々の事件の控訴審、東京高裁判決で、平成四年一二月一八日です。福岡地裁も損失補償責任を認めているわけですね。だからそこまでは小野寺判決はよかったんですけれども、東京高裁の宍戸判決は損失補償を否定してしまった。

やっぱりこういう形で憲法二九条三項の類推適用を認めるとなると、波及効果が大きすぎるんでしょうかね。

秋山　大きすぎるんですね。

東京地裁判決の影響というところで、何か他に議論ありますか。

河野　一審判決後に出た評論などについていえば、当初いろいろな意見があったと思うのですが、塩野宏先生が法学教室に書いたのが昭和五九年八月で、これが比較的早い時期の一審判決を支持する意見で、大きな流れとしては塩野先生のこのような意見がその後主流を形成して、それを背景に大阪、福岡、それぞれ地裁が損失補償の判決を出したということになったんじゃないかと思います。

山川　やっぱり塩野先生の論文のインパクトは大いにあったでしょうね。

廣田　第一審判決に対する学者の方々の評釈は、別紙「第一審判決に対する評釈」（本書一一二頁参照）に記載されているとおりです。

学者は、大別して、①第一審判決と同様に憲法二九条三項を類推適用して認める説、②憲法一三条と一四条に二五条をプラスして損失補償を認める説、③そのどちらも認めない説の三つに分かれます。①に属するのが、⑴の塩野教授、⑺の原田教授、⑽の今村教授、②に属するのが⑹の西埜教授、⑻の阿部教授であり、③に属するのが、⑵の滝沢教授、⑶の古崎判事、⑷の新美教授で、判決前の著作である⑾の成田教授も損失補償を否定しています。

他方、予防接種禍訴訟の判決が損失補償請求をどう判断してきたかを見ますと、第一審判決に先立つ一か月前、昭和五九年四月一〇日の高松地裁判決（判例時報一一一八号一六三頁）は、国家賠償も損失補償も認めなかったものですが、損失補償を認めない理由としては、憲法二九条三項は財産権の補償に限って認められるもので、生命・身体に対する補償を認めるものではないこと、予防接種法による救済制度は国家補償的見地からできる限りの補償を与えようとするもので、それを上回る補償請求を許さない趣旨であることを挙げています。

また、昭和六〇年一〇月三一日の名古屋地裁の集団訴訟判決（判例時報一一七五号三頁）は、一部の原告について国家賠償を認め、損失補償はすべて否定しました。その理由は、憲法二九条三項は生命・身体・健康に対する被害には適用されないが、予防接種被害者は別段の定めがない限り憲法二五条一項により直接補償を求めることができるとしながら、予防接種法は救済制度を設けているから補償はこの救済制度によるべきであるとするものです。

さらに、昭和六二年九月三〇日の大阪地裁の集団訴訟判決（判例時報一二五五号四五頁）は、一部を除き国家賠償を否定し、損失補償を憲法二九条三項を根拠として認めました。その後東京、名古屋、大阪と並ぶ最後の集団訴訟である福岡地裁平成元年四月一八日判決（判例時報一三一三号一七頁）は、ほぼ東京地裁、大阪地裁の判決を踏襲して損失補償を認めました。

以上簡単に予防接種禍事件についての損失補償請求の可否について本判決についての学説とその後の判例を振りかえってきたのですが、結局、東京の事件の東京高裁判決が厚生大臣の過失による国家賠償を認めて、損失補償については憲法二九条三項は生命・健康に対する被害には及ばないし、憲法の他の条項によっても損失補償請求権を根拠付けることはできないと判示したことにより、過去の予防接種禍について損失補償を認める余地はたいへん小さくなったといえます。しかし、将来、新たな予防接種禍について厚生大臣の過失を認める余地がないケースも出てくるかもしれませんし、他の特別犠牲による生命・身体に対する被害について損失補償を認める必要があるケースがあるかもしれません。そのときには、東京地裁判決の論旨がこれを支持する学者らの意見とともにまた脚光を浴びる機会が出てくるでしょう。いずれにしても、東京地裁判決はスケールの大きな、かつ画期的なものだと評価すべきであると思います。これに対して、この判決を否定する学者らの論理がいかに瑣末であるかがわかるような気がします。

■ 控訴審の経過

秋山　座談会の第二回目を始めます。今日は控訴審以降について話を進めたいと思います。一審判決が昭和五九年五月一八日で、国が控訴を提起し、控訴審の第一回が始まったのが翌年の昭和六〇年一一月五日で、控訴審では口頭弁論期日が三一回開かれ、平成四年一二月一八日に判決が言い渡されました。

判決まで約八年七か月かかっています。一審が一一年かかってますから、提訴から控訴審判決まで約二〇年かかっているということですね。資料として添付してある二審の年譜を見ますと、最初は損失補償をめぐって弁論が行われ、次に種痘の強制接種を行った過失、若年接種を行った過失、不十分な禁忌を設定した過失等、一審で主張していた過失論を補充しながら再び主張しています。昭和六三年一一月の第一四回口頭弁論では白井徳満医師の鑑定書を提出していますが、これは各原告について、禁忌があったことを鑑定していただいたものです。つまり、国の禁忌設定が不十分、あるいは予診などの接種体制が不十分なため、禁忌が見逃され、被害の結果が生じた。したがって、国に責任があるという主張のもとに、白井先生に鑑定をしていただいたということです。そこまでは高野耕一裁判長時代ですね。

そして平成元年五月から、その間に野田宏裁判長がいますが一時期ちょっとだけで、千種秀夫裁判長に代わりました。その時に、鴨下重彦東大教授、白井徳満医師両証人を申請し、それから原告八家族の出張尋問の申請をしたということになります。その後、国側が鴨下重彦教授（原告側と双方申請ということになりました。）、平山宗宏両教授を証人に申請し、平成二年四月から鴨下、白井、平山各証人の証言が行われています。これは四、五、六月と三か月間に集中して行われています。そして、その年の九月から原告宅への出張尋問が続き、平成三年二月に出張尋問が終わりました。同じ年の四月に、白木博次先生の意見書が提出されています（『東京予防接種禍訴訟 下』四五三頁参照）。これは控訴審で、国側が因果関係、特にポリオについての因果関係をかなり詳細に争ったため、因果関係について白木先生の意見書を提出することにしたというものです。ちょうど、白木意見書を提出した第二三回口頭弁論期日の翌日、平成三年四月一九日に最高裁第二小法廷が小樽種痘禍事件について画期的な判決を出しています。以後は、また憲法二九条論について双方の主張が闘わされ、最終準備書面が提出されましたが、結審を目前にして千種秀夫裁判長が異動になって、平成四年三月の第二八回口頭弁論からは宍戸達徳裁判長になりました。ここでもう一度原告への出張尋問が井上、山元、清水の三家族について行われ、そして平成四年八月二八日に弁論が終結しました。判決は意外に早く、四か月後の同じ年の一二月一八日になされました。そして一二月二六日に国側が上告を断念しました。敗訴した古川さんについてだけ、原告側が上告を提起しました。以上が高裁での概略の経過です。

山川　細かな点を別にして言えば、一審が画期的な損失補償責任を認めて、控訴審では国がこういう考え方は受け容れられないと、真っ向から反論して、この点についての論争が高裁の少なくとも最初のラウンドの重要な論戦だったと思うのですけれども、果して損失補償責任だけで高裁判決を維持できるであろうかという不安が常に頭を去らなかったと思うのです。確か大野先生がある時点でその懸念を率直に問題提起されて、国の過失、とりわけ禁忌設定について、厚生大臣の過失をもう一回真っ正面から主張すべきじゃないかということを言われたのが、この原告準備書面⒀になりますか。

秋山　禁忌については第一三回口頭弁論で出してます。

山川　国の責任、厚生大臣の責任というのを、もう一回きちんと言おうとしました。

秋山　経過からすると、まず損失補償責任についてやりとりをして、その後にまた一審で行った厚生大臣の五つの過失を、準備書面で詳細に主張しています。

山川　それで、全員の損失補償責任がもし否定された時に、全員を救済しうるのはこの五つの過失のうち何なのかというのを、だいぶ深刻に議論をして、最後の段階では厚生大臣の過失というのを、真っ正面から言うべきではないかということになったのですね。

秋山　だから、この第一三回口頭弁論で原告準備書面⒀というのを出していますが、厚生大臣が不十分な禁忌の設定をしたという、それによる過失を主張し、それに合わせて原告について詳細な禁忌の存在を主張したのです。それに対応して、白井徳満先生に鑑定書を出してもらったということだったと思います。

山川　控訴審の主張上のポイントは、大きな転換点というと変だけれども、ポイントはそこであって、それからもう一つのポイントはやっぱり高裁で原告本人尋問を改めて各家族についてやってもらった。いずれも出張尋問でしたが、それが非常に大事なことだったですね。

■ 損失補償か損害賠償か

秋山　損失補償責任一本では難しかろうという議論はどういうところからだったんでしょうか。当時、いろんな議論をしたと思うんですが、損失補償責任一本では、それだけに寄りかかったらまずいということで、禁忌について相当力を入れた主張・立証をしたと思います。一審判決以後、最初議論はいろいろ混乱していたのですが、学界でも一審判決の損失補償責任を支持する論調が非常に強く出てきていたし、他の地裁でも損失補償を認める判決が出てきていたわけですね。

廣田　やっぱり上にいけばいくほど、損失補償を認めた場合の影響が大きいということを重視するんじゃないかと、そういうふうに思ったんじゃないでしょうか。

秋山　確か一審判決の射程範囲、それがどこまで波及するかというようなことを議論しましたね。空港騒音とか。特別犠牲であるから損失補償をという理論を高裁レベルともなると裁判所はなかなか認めにくいんじゃないか、というようなな。

山川　空港訴訟とか新幹線の騒音だとかいろいろあったけれども、その議論の中では、いや、予防接種は法律によって強制されていた、罰則もあった、と。空港や新幹線の騒音とは、法律による強制、罰則付きの強制があったという点で根本的に違う、というような議論はもう繰り返し強調してたとは思うのだけれども、やっぱりあまりに画期的な、先例もない判決だったということが我々の不安を誘ったのかもしれないですね。

秋山　もちろん我々としては、損失補償責任について理論的に問題があるとか、非常に危ないと考えたわけではありませんでした。つまり、それでいける可能性はもちろん十分あるし、高裁で損失補償責任を認めさせることについても、かなり本気で取り組んだことは確かです。ただ、それが入れられないこともあり得るということを考えて、やはり国家賠償責任、特に禁忌を看過させるような接種体制をとったことによる厚生大臣の過失責任をかなり重視したということではなかったかと思います。

■ 最高裁平成三年四月一九日判決（小樽種痘禍事件）

秋山　白井鑑定書を出したのが、昭和六三年、一九八八年一一月です。白井、鴨下、平山各証人の証言をやり、かつ出張尋問も終わった後、かなり最終段階。一九九一年（平成三年）の四月一九日に小樽種痘禍事件の最高裁判決（本書九四頁参照）が出ました。もう結審も迫った頃なんですね。それまでは我々は、禁忌の存在というのは当然こちらが主張し、立証しなければならないと考えていたのです。それが必須だと思ったわけです。だから白井徳満証言を大変重視していました。ところが、結審間際になって、最高裁判決が出ました。この小樽事件の判決というのは、予防接種によって被害が生じた場合は禁忌があったと推定するという、画期的な判決だったわけですね。この判決の出現によって、我々もまた、主張を再検討することを迫られました。

中平　損失補償による救済の範囲が甚だ曖昧だ、その歯止めがどこにあるのかということが確かに曖昧で、どこまで広がるかということは、これは政府としても行政としても不安になるのは無理もない。個別的な立法を待たなくて、これをいきなり裁判所に求めるのはいかにも危ないという気持ちが大きかったんじゃないでしょうか。そういうボーダーライン的な社会現象が、その頃目白押し的に日本に起きていたんではないかと思うんですね。特別の犠牲と言うんですけども、考えてみれば、それこそ広島の原爆だって特別な犠牲と言えないことはないわけで、やっぱり難しい問題です。そういうことを私はいちばん懸念しました。

河野　平成三年の第二小法廷判決は四月一九日でした。この第二小法廷判決の時に、我々は、最高裁としてのワクチン禍問題に関するシグナル、法的な解決の道筋として、損失補償の道筋をとらないというサインを出したのではないかと、あの時に考えたのですね。

廣田　ああ、そうでしたね。

河野　そうだとすれば、じゃ、どうしたらいいか、どこを補強したらいいかということで、厚生大臣の過失のところをもう一回議論しなくてはいけないのではないかと、そのように考えたのではなかったかと思います。

秋山　というか、最高裁のシグナルは、もう国家賠償で行けというシグナルというふうに我々は受け止めたけれど、そのシグナルの中身というのは、小樽事件判決は、禁忌を推認し、禁忌を看過した医師の過失を認め、実施主体は国だから、国家賠償を認めるというものですね。それでいければ非常に簡単なわけです。我々の原告について、予防接種の実施主体がすべて国なら、みんな勝てるということになったわけなんで、あの時、接種医師の過失による国の責任ということをまず考えたと思うのです。ただそれで検討していくと、やっぱり勝てない人が出てきてしまう。予防接種法五条は問題ないわけですね。五条の定期接種は。だけど法九条の期間外接種の場合は、国の機関委任事務ではなく、自治体がやっている接種を受けているので、実施主体は地方自治体であり、接種医は国の公務員ではないんじゃないか。それから法六条の二の開業医接種の場合は、やっぱり実施主体は開業医ですから、国の公務員とは言えないのではないか。また、勧奨接種も、勧奨したのは自治体だから接種医は国の公務員と言えないんじゃないか。ということで、費用負担者責任だとか、そんなこともいろいろ議論したんだけども、何名かの人はやっぱり小樽判決の手法では救済がむずかしいということでした。厚生大臣に過失があったと言えればこの問題は生じないのですが、しかし厚生大臣の過失そのものを、ストレートに認めることができるのかどうか。それはまたハードルがすごく高いということで、結審段階で我々も相当深刻に受け止めたと思うんです。

廣田　苦心したんですね。

大野　もっと単刀直入に、千種秀夫裁判長はそれらしきことを我々に暗示しました。和解について打診があったでしょう。別々に何回か裁判長と会っていますね。

秋山　和解について、この年譜を見ると、裁判長が千種さんに代わった平成元年五月の第一六回口頭弁論の時に、原告が東京に集まり、和解について意見交換とあります。確かに千種さんが、双方を別々に呼んだことがありますね。
大野　呼んで、どうしても損失補償の主張が認容されることが必要なのかという趣旨のことを、面と向かって質問されたのです。それで、我々は違う、と。実質救済することが目的なんで、どういう理屈であれ、原告が不公平なく勝訴できるのであればいい。ただ、国は絶対だめだと言ってる。だから和解の道はない、と。
秋山　この年譜にも出てます。
大野　千種さんは、和解についての個別意見を向こうとこっちに聞かれた。国側は立法なくして損失補償することはできないと言っている。こちらは、いや何でもいいんだ、と。薬は効いたが、患者は死んだというようなことはできない。ただ、何とかかんとか言って、それでもなおかつ難しいと国は言っていると。そうやっているうちに、その年でしたか。
秋山　いや、小樽事件の最高裁判決はその和解の話からすると、一年半くらい後ですね。小樽事件の判決が出た時も千種裁判長でした。
山川　千種さん三年ぐらいいたのか。
秋山　出張尋問やっていますしね。証人尋問も。
大野　国は和解しないということで、訴訟を続けてくれというニュアンス、強腰だったね。だけど、平成三年四月に小樽事件判決が出てからは、我々はそれならそれでいい、やるならば小樽判決に依拠してやろうと意見が一致してやることになったんですね。
廣田　しかし、それでも救えない事例が考えられる。
秋山　あの時点では、我々はもう全面的に小樽判決に依拠しようと思ったわけです。医師の過失による国の責任というところで勝負しようと思ったのですね。かなり勝てると思ったんですが、どうしても勝てない人が何人かいるということで、我々としては悩んでいた。それを厚生大臣の過失を認め、まさに非常にクリアに判断したのが、東京高裁だったわけです。
大野　だから、そこでもかなり重大な変更をこちらが先にやっているわけですよ。こちらは次々と勝ち玉を上げて、それが通らないという時には、また可能性があるボールを投げて。
廣田　考え出したわけですね。確か、結審間際に、全員勝つのは難しいかもしれないというのを。
秋山　ぎりぎりやっても三名ぐらいはだめだということで、そういう人が負けたら、それはみんなで補塡し合おうという合意までしたんですよ。ということは、厚生大臣の過失を認めて、一人以外は全部勝たせた東京高裁の判決というのは、それほど強くは予想してなかったんではないかと思います。
廣田　そうですね。
中平　その頃のことなんですけれども、私、ドイツの損失補償を認めた判例をもう少し詳しく知る方法はないかなと思ったんですけども、ないようですね。私の語学力で自分の力でやるわけじゃないけれども、他の人に探してもらいたいと思ってもない。それで、いまのこの我々の資料を残す問題についても、できるだけ詳細なものを世界に向かって、伝えたい。日本というかなり先進国に追いついている国の実情は、後から来る国の法律家たちに多いに役に立つだろうと思うんですね。そういう意味があって、資料をなるべく多く残したいなあという気持ちはあるんですけども。深刻に感じたのは、国家補償の議論は、ドイツでも大論争があったはずですね、それがあの判決の簡単な文章以外に資料がないものだろうかということを、当時一所懸命考えた。そういうことをいま思い出してちょっと申し上げました。

■ 控訴審の審理期間

秋山　次は判決に移ってよろしいですか。

控訴提起から判決まで八年七か月ということで、高裁としてはかなり長い時間がかかっているわけですけれども、これだけ長くかかったことについては、どのように考えますか。審理経過から、その点はどうですか。やむを得ない期間だということでしょうか。

大野　やむを得なくはないですね。それは、一二〇何年かかったについて、弁護団側ももう一度考え直さなきゃならないことがあるかもしれないとは思いますが、高裁でそれだけ延びたのは、一にかかって裁判官の交替を待たざるを得ないやり方のせいであって、ああいうことがあったんじゃ困りますね。

山川　高裁はね、この年譜から見ますと、いちばん最初控訴した時に、事件が係属した時には田尾桃二裁判長で、それが昭和五九年の九月ですけれども、昭和六〇年の四月に田尾さんが高野耕一裁判長に替わって、高野さんは全日空機と自衛隊機の空中衝突の国家賠償の事件をやっておられたらしいんだけれども、裁判所の全く余裕がない様子を見て、意図的に延ばさざるを得なかったという感じですね。昭和六〇年四月一日に高野さんに替わったわけですが、平成元年一月二四日の第一五回口頭弁論までおられたわけです。

秋山　約四年近くおられたと思います。

山川　それでその次に野田宏さんに替わって、すぐに千種秀夫さんに替わったということですね。千種さんが三年弱おられた。

秋山　ほぼ結審までこぎつけたんです。

山川　平成四年の三月に宍戸さんに替わったと。

河野　千種さんに替わった時に、これで、この構成で判決まで行くだろう、あるいは行かせたいという見通しで、証人尋問もやることになったし、原告本人尋問もまた出張してやってもらうことを原告側として計画した。

秋山　この事件の控訴審の実質的な手続は、ほとんど千種さんの裁判長時代にやられてる。この四年間にです。

廣田　そうですね。それまで書面の交換だけだったでしょう。

秋山　その前がかなり時間がかかっていて、まず控訴提起から控訴審の第一回口頭弁論が始まるまで一年半かかっているんです。

こういう大変重大な事件なんですけども、裁判所に終結を見据えた訴訟指揮をする気配がなかったということで、我々としてはやむを得ず一審の繰り返しのような、五つの過失論を一つずつ補充していくようなことをやっていたわけですね。それでけっこう時間が経った。

河野　その間に損失補償の議論の基礎づけという意味で、ドイツの判例を翻訳をして提出したりということもしています。

秋山　損失補償論については、高裁でさらにかなり突っ込んだ議論をしたということですね。あとは、禁忌について、原告の一人ひとりの禁忌を具体的に主張し、立証するということに精力を注いだということでしょうか。

ただ、私思うのに、控訴審はもっと短くできたことは間違いないとは思いますが、そうなると小樽判決が出る前に結審して判決が出たと思います。その場合には、我々は禁忌を全員について証明しなければいけなかったことになります。これは白井意見書がありますので、裁判所がきちんと取り組めば一つ一つ認定できたとは思うんですけれども、立証の負担がまるっきり違ったということがあります。だから、この事件、結果的に二六年かかって長すぎますし、こんなにかかる必要はなかったと思うのですけれども、長かったから、他の最高裁判決によって勝ちやすくなったというところがあります。

大野　それ、同意見なんだけれども、待ってる間に向こうが変わっていったんだ、裁判所が。我々の悩みをはっきり言えば、被害と因果関係の推定。予防接種を実施して、その近くに事故が起これば、そのために起こったとみていい。それから禁忌の人に接種をすれば、それで起こったと、推定していい。しかも何らかの形でそういう発症をしたとすれば、過失を推定してよろしい。その三つの推定を使ったもんだから、できちゃうわけです。

■控訴審判決

秋山　ちょっと順序が逆になったので、高裁判決について触れてから全体的総括をしたほうがよさそうですね。高裁判決を私のほうから説明させていただきます。

高裁では因果関係が争点になりましたけれども、高裁は一審と同様白木四原則は不合理とは言えないということで因果関係を肯定しています。高裁で具体的に争点になった、ポリオワクチンによる脳炎・脳症との因果関係についても、平山証言を排斥して、これを認めました。そして責任論の論点としては、損失補償請求と国家賠償の二つがあるわけですが、損失補償責任については、一審は損失補償責任を認めたんですが、二審は、これを否定しました。

否定する論拠というのは、憲法一七条、憲法二九条三項、憲法四〇条について、公権力の行使による損害について憲法がどう考えているかについてかなり体系的に論じまして、公権力による違法な侵害については一七条があり、公権力による財産権に対する適法な侵害については二九条三項があり、公権力による身体や自由の適法な侵害に対しては憲法四〇条がある。一七条、四〇条については法律の定めるところにより賠償する、あるいは補償するという規定になっている。予防接種の場合は、予防接種を法律で義務づけているわけですけれども、生命や健康に対する侵害をしていいと認めているわけじゃないので、侵害の結果というのはやっぱり違法なんで、適法行為による侵害という範疇には入らないということです。それはあくまでも違法な行為なんで、それについては憲法一七条に基づいて国家賠償法が定められており、故意または過失がなければ賠償しないという法体系になっている。したがって、違法な侵害行為に憲法二九条三項を拡張適用することはできないとしています。また、一審は特別犠牲の場合について、財産について正当な補償をするんであれば、生命・身体の場合はもちろんであるということで、憲法二九条三項を類推適用しているわけですけれども、生命・身体を公共のために用いることはできないということで、許すべからざる生命・身体に対する侵害というのは二九条三項とは無縁であり、憲法二九条三項は適用しない。それは国家賠償の問題であるというふうにしたわけです。まず、この論点について、何か論評はございませんか。

廣田　それまでの損失補償についてのオーソドックスな考え方を述べた、というふうにみられるんじゃないですか。

秋山　一審判決というのは、特別犠牲というところにかなり着目したということですね。違法な結果とか、適法な結果とか、適法行為とか違法行為とかいうところについてはあんまり言わずに、特別犠牲があれば二九条三項が適用されるというふうに捉えたようです。

廣田　だから特別犠牲者に損失補償を認めれば、じゃ公共のために生命・身体を収用していいのかというところ、まあ屁理屈だと思いますけど。そこのところがどうしても引っかかるというわけですね。この判決もそう言っている。

秋山　むしろ一応理屈は理屈で通るんです。

大野　通ったから、安んじて損害賠償のほうを認めたということでしょう。もしそれを退けたら、全部元に戻っちゃうでしょう。ゼロでしょう。ほとんどがゼロ。ごくわずかな、地裁が損害賠償責任を認めた二人かな。それ以外は全部だめで、そういう時に、そうだからといって、一審以来我々が説きつづけたように、やむを得ないというふうには言えないでしょう。牛馬に劣るということになっちゃうわけですね。だから、なにか人間らしい、なんらかの救済方法があるべきだとして議論はでてきている。つまり、何にもしなくていい、ということじゃないんですよ。損害賠償の法理を拡大しているのです。

秋山　憲法体系を踏まえてかなり理論的な整合的解釈を高裁はやっているわけですけれども、公権力の行使で違法な結果が生じた場合に、無過失の場合は賠償しなくていいというふうに言ってるのですが、その空白部分を一審判決は損失補償で埋めているわけです。しかし、高裁判決は、本件の場合はその空白部分ではないとし、厚生大臣の過失を認めて救済をしました。

山川　いちばん高裁が引っかかったのは、事故が起こったこと自体を適法とはやっぱり言えないということだったのでしょうか。

廣田　それは評価の問題だと思うのです。評価の問題だと思うのだけども、生命・身体への特別犠牲というのはどんな場合に起こるのかと、兵隊に連れて行くのもそうなのか、と。兵隊以外はね、予防接種すること以外にはないんじゃないですかね。刑務所に入れること。

秋山　だから、憲法四〇条は、抑留拘禁された後に無罪になった場合に、法律に定めるところにより補償しなければいけないとしている。これが生命・身体に対する適法な侵害に対する損失補償であると、こういうふうに高裁判決は言ってるんですね。

中平　私は、この近代憲法の、どの国でもそういうふうになっている、国家賠償という規定、これはどこでもそういう原則に立っているんですけれども、やはり欠陥があるんじゃないかなあ、立法自体に、憲法の。ですから、私は率直に素朴な感じで、国家賠償ではなくて、国家補償だと思いますね。

秋山　こういう結果が生じた時に、今回は過失ありとしたわけですが、無過失の場合にどうすべきなのか。しかも特別犠牲である場合にですね。

中平　それで全部が、過失があるということになるわけですね。本件の判決で言えば。

山川　全員を救済するために、医学と法律が非常に乖離しているような局面だと思うけども、最高裁はやっぱり一つのフィクションをつくったことは間違いないんじゃないでしょうか。事故直後、接種後に起こった場合の因果関係を推定し、それから事故が起こった場合に、禁忌を推定し、さらに過失まで推定する。これはこれまでの不法行為の理論から言うと、ものすごい拡張なわけでしょう。

廣田　そうです。

河野　この高裁判決の場合、さらに行政の責任というのを、厚生大臣の過失という形で、その間の接種行為を全部違法として認めてしまったわけです。これはそういう意味では大変大きな判断です。

廣田　どっちの論理を使ったほうが権力側にとって都合がいいか、という問題なんだと思うのです。

■ 厚生大臣の過失

秋山　そのような過失責任を、どういうふうに認めたかについても、少し話をしてからのほうがいいかもしれません。我々は厚生大臣の五つの過失を主張したわけですが、高裁判決は、そのうちの禁忌該当者に接種させないための十分な措置をとることを怠った過失を認めたわけです。これは接種体制に不備があったことを認めたものですが、その前提としてまず平成三年の小樽事件最高裁判決に依拠しまして、原告は全員予防接種によって被害を受けているのだから、禁忌者に該当すると推定されるとしています。平成三年判決が言ってる特段の事情、予診を尽くしたけれども該当者を発見できなかったというような特段の事情も認められない、という認定をしています。そのうえで過失について、厚生大臣はこういう場合は重大な事故が生じないように、結果発生を回避する法的義務がある。予診を十分にやって禁忌者を的確に識別、除外する体制をつくる必要がある。そのためには接種にあたって、禁忌者を除外できるように対象人員を適切に決めるとか、接種医師と予診医を区別するとか、それから予診する医者に対して、予防接種による副反応と禁忌の重要性について、きちんと周知を図って適切な予診がなされるようにすべきであった。それから、接種を受ける国民に対しても、副反応のことや禁忌についてわかりやすく説明して、医師に対して情報を提供する動機づけをちゃんとすべきであった、としています。いずれの点についても、この判決は、昭和二〇年代以降の各時期ごとに、国がどういう体制をとっていたか、どういう実態であったかということを克明に認定したうえで、いま言った点について国の接種体制は極めて不十分であり、その点について過失があった、厚生大臣がそういう措置をとらなかったために、接種担当者が禁忌識別を誤って禁忌者に接種し、結果が生じたものと推認されるというふうに言っています。さらに予見可能性についても、こういう措置を十分にしなければ禁忌が看過されて結果が発生するということについて、予見可能性があった。禁忌者を除外すれば結果も回避できたので、結果回避可能性もあったと、こういうふうに言っています。

さきほど言いましたように、平成三年の最高裁判決が土台になっているわけですけれども、もう一つやはり昭和五一年のインフルエンザの最高裁判決（本書第二部五七頁参照）もかなり影響を及ぼしていると思います。このインフルエンザの最高裁判決というのは、第一点は、禁忌該当者を識別するために、接種医は禁忌を認知できるような詳細な仕方で問診をしなければいけないと、かなり高度な具体的な問診義務を課しています。第二点は、適切な問診を尽くさなかったために、誤って接種をしてしまったという場合には、予見し得たのにしなかったと推定する。いわば予見義務違反の過失を推定するということを言っています。

それで、さきほどから議論が出ていますように、このインフルエンザの昭和五一年最高裁判決と小樽事件の平成三年最高裁判決を組み合わせますと、原告側としてはまず因果関係は立証しなければいけない。接種によって被害が生じたということは立証しなければいけないんですが、それを立証しさえすれば、小樽判決で禁忌該当者と推定されることになります。その場合、小樽事件でいきますと、先ほど触れたように、接種担当医の過失による国の責任となる、我々の原告の場合は実施主体の問題があって、接種医が国の権力の行使を行う公務員に該当しない場合があるということでした。しかし、高裁は厚生大臣自身の過失を認めたので、実施主体論の問題に入り込むことがなく、これによって一人の除斥期間該当者以外全員について救済が実現されました。

それで私の感想を言わせていただきますと、本件訴訟の本質的な問題というのは、原告が何故この訴訟を提起したかという点にあると考えますが、それはやはり国の接種体制に問題があった、だから被害が起きたということで訴訟が起こったんだと思うんです。そして、そのような問題がある接種を実施した国に責任があるということが、そもそも訴状に示された考え方だと思いますし、原告である吉原さんの『私憤から公憤へ』に示された命題ではなかったかと思います。そういうこの訴訟の本質的な問題点に合致した判決でもあったのではないかと思っております。

河野先生、何かありませんか。この国家賠償についての過失に関する裁判所の認定というのは、極めて詳細ですね。我々の準備書面を右から左に写したようなものではない。我々が提出した証拠をかなり克明に読み込んで、そこから裁判所なりに、その材料をたくさん引き出して、それにもとづいて接種体制不十分の過失論をかなり緻密に展開しています。我々としても、裁判所もよくここまで検討し、書いたという感想を当時もったのですが。

河野 そういう意味でも、思い切った判断だと思います。昭和二七年から昭和四九年までの予防接種行政に、禁忌者を識別し接種を回避する義務に関する過失があったという点で、厚生大臣の行政上の過失が認定されています。このような判断を裁判所がした、こういう形で決着させようと考えたのは、どこに契機があったのかという点なんですが、今ふり返ってみると、確かに二つの最高裁判決があって、そして片方に一審判決の損失補償論があって、どちらのルートを選択するかといった場合に、国家賠償の路線を大きく選択することにしたということです。しかし、その場合に我々が直面したと同じように、個別の禁忌看過のレベルでの禁忌看過の過失を認定できない人が出て来る、また、実施主体の問題もある、それを救済するために行政全体の過失というふうにしたんだろうと思いますけれども、その点において、いわば高裁の大きな決断がそこにもあると思うのですね。それは被害の重大さというか、救済の必要性というところなんでしょうか。先生方どう思われますか。

廣田 厚生大臣の過失を認めたというのは初めてじゃないですか。やっぱり河野さんが言われた接種行政の誤りについて、そこが問題だったんだと思う。この被害者が出たのは。

秋山 ただ、その手段としてこれを使ったとみる見方はもちろんありますけれども、それだけだとちょっとできないことなんで、やっぱり裁判所自身が、我々が主張し、原告が問題にしたように、予防接種行政は国民の生命や健康自体を非常に軽視していたと、問題を相当強く認識したからだと思います。そうでなければここまで来なかったと思います。小樽事件判決に則ればほとんど救済はできるわけで、何名かの人は残念でしたで済ませられたかもしれません。それをやらなかったのは、一つは全員救済しようという並々ならぬ裁判所の熱意もあったわけですけれども、それだけではできなかったとも思うんですね。

廣田 大野先生は誰が悪魔のくじを引くか分からないと言ったけど、裁判官だって子供がいるんだしね。彼らだっていつ被害者になるかわからない。そういう意味ではまさに同じレベルの気持ちがわかっただろうと思いますね。

秋山 そうしなければ何名かの人を救えないということも

もちろんあったと思うのですけど、やはり予防接種体制そのものに相当問題があったということにならなければ、ここまで来ないと思います。

山川　ほんとにいろいろ問題があったのだということは、証拠調べを通じて思ったのではないでしょうか。そのうえで、あまりに個別の、偶然の事情によって救済が左右されることがないように、できれば全員救済すべきだろうというふうに、そこで一つの決定的な決断をしたことは間違いないんじゃないでしょうか。厚生大臣の過失を認めたところの理論構成も、我々の主張をそのとおり引き写したようなものではなくて、いま秋山さんが言われたように、それなりに裁判所はずいぶんきちんと分析して、時代の流れに従って認定判断しているわけで、そこのところもなかなか力作だと思うんです。そのことは損失補償を否定した、一審判決を否定した部分の理由づけについても言えることで、これも国が損失補償責任を認められないと言っていた主張をそのまま引き写したわけではないですね。憲法一七条、二九条、四〇条と、国が国民に対して損害賠償責任あるいは損失補償責任を負うのはどういう体系になっているのかというのを、全体としてきちんと分析・総合したうえで、そして否定されたわけですけれども、これは国が言っていた主張よりははるかにレベルの高い理由づけになっているような気がするんですね。だから、裁判所は全員救済という、一つの決断をしたうえで損失補償をはね、厚生大臣の過失を認める、この二つの理由づけにおいて、なかなか実力のある格調高い理由づけをしたんじゃないのかなあと思うのですけど、大野先生いかが思われますか。

大野　いや、僕はそんなに理由にはこだわりません。それは、まさしく判例から見ても、それから社会の要求から見ても、整合的な判断であればいいのであって、論理だけで一人歩きするようなのはもっともだめな判決だと思っていますからね。

山川　でも先生、高裁判決はなかなか力作でしょう。

大野　それは力作です。

秋山　厚生大臣の行政の責任をかなり厳しく認めているわけですね。

山川　最近のエイズにおける厚生省の責任だとか、狂牛病における農水省の責任だとか、政府の責任というか行政の責任というのは、最高度に要求するという意味では、厳しい責任を認めている。

廣田　ハンセン氏病は厚生大臣の過失。

大野　その点はかなり、最高裁判所としては一つ一つ動いてるんですよ。

秋山　だから、いままでの行政の、国民に被害を与えた場合の行政の過失責任ということからすれば、今までのレベルからはるかに飛躍して責任を真正面から認めたという点で、ものすごく大きな意味のある判決じゃないかと思うのです。

中平　塩野さんでしたか、最近の、あれは学士会報で言っていると思うんですけど、憲法は変わったけれども行政法は残ったという状況はまさに日本であると、行政法を変えていかなければならんという論法もありました。私、日本の法律問題としていちばん大きな問題は、特別権力関係的な残滓がある日本の行政法理論ですね、これの改革ではないかと思うんです。そういう意味から言って、この判決が先生方がおっしゃるように、かなり発展的な契機をもっておると、私も思いますから、この線を発展させていくことができればいいなというふうに思っています。

■行政全体の過失と国家賠償責任

河野　国家賠償法の議論というのは、基本的には個別の公務員の過失を前提とする形で責任を認めるというふうに構成されていると思うのですけれども、行政全体の過失として、本件の高裁判決のように、行政全体の過失を厚生大臣の過失という形で認めるような議論というのが、本来の国家賠償法の予定するものなのかどうかという点についてはいかがでしょうか。

秋山　それは一つの論点であるんだけれども、もうだいぶ前に克服されているんではないかなという気もするんですが、どうですか。

廣田　克服されているというのは。

秋山　公務員の誰の過失かというのを特定しなければ、国家賠償が認められないのかどうかという議論です。

河野　いえ、特定の問題ではなくて、国家賠償法の規定というのは、一般に、個別の公務員の行為を前提にしています。公務員が特定できなくても、組織的過失はありうるのですが、長期間にわたる行政の活動全体を客観的な組織的過失と構成することについての問題です。

秋山　組織体としての過失を認めたわけでしょう。それは個々の公務員の一つ一つの行為から成り立っているとも言えるんだけれども、むしろ個々に分解するというよりは、組織全体として対応が不十分だったと、それは認めたわけでしょう。

河野　ですからそういう責任の取り方というのは、現行の国家賠償法が前提としている考え方なんだろうかという点ですが。長期間にわたる行政の活動全体を客観的な組織的過失と捉えたことが、この高裁判決の特色でもあるのです。

秋山　それはもう前提していると考えるべきでしょう。国家の行政というのは組織として行うのが通常なんだから。個々の公務員が違法行為をやるということはあるわけなんだけれども、行政そのものが組織体として行われるわけだから、それの過誤による責任というのはやっぱりそういうタイプのものになるんじゃないでしょうか。

廣田　つまり文言を見ると、確かに個別の公務員の故意過失ということになっていますよね。

河野　塩野宏先生は、この東京高裁判決のような、過失概念の客観化を極度に進める認定の仕方のほうが、日本法に与える影響は損失補償論よりもある意味では大きいということを指摘してます。

山川　大臣はやっぱり厚生行政を預かる最高位の公務員として、個人としての注意義務を負っていると考えればいいんじゃないの。

秋山　しかし大臣が知らないことはたくさんあるわけで、だけどそれだって厚生大臣の過失になるわけですよ。そういう意味ではこの場合の厚生大臣の過失というのは組織体としての過失ということでしょう。

山川　だけど、予防接種行政について、厚生省がどういう接種の体制をつくるか、禁忌についてどういうことを定め、徹底するか、そのようなことを大臣が知らないということは言えないんじゃない。

秋山　個々の人の認識を問題にしちゃうと、それは大臣の知らないことがたくさんあります。

中平　大きな問題ですね。戦争責任なんていうのも、法律的に責任を追及していくと、結局誰も責任を負う人がいないということが多いですね。

秋山　だからこの判決は明らかにそんな理論は問わなかったし、いまやそういう理屈はないんじゃないですか。例えば公害だってそうでしょう。公害の企業責任だって、本来から言えば、個々の誰々さんの過失による使用者責任なんでしょうけれど、それはやっぱり組織体としての過失でしょう。企業そのものの過失というのを認めるでしょう。

廣田　使用者責任なんていう論理使わないでね。

秋山　それと同じ論法ですね。

山川　僕は厚生大臣だって個別のことをいちいち、きちんと指揮監督する責任は取締役と同じだと思うけどな。違うかしらね。そういうふうな注意義務を課さないと一体厚生大臣は何をすることになる。行政府の長は。

秋山　それは厚生大臣に義務はあるんです。

廣田　予防接種行政をきちんと行う。

山川　事故がいろいろ起こっているということがわかっている時に、ある程度続発している時に、それに対してどういう対処をしているかというのを局長および課長を呼んで聞いて、その当時の最高度のことをやるよう指示したかどうかというのは、やっぱり注意義務の問題です。

廣田　ちゃんと状況を認識してね。それなりの判断をして、指示決定させるという義務はあるでしょうね。

山川　だからそういうふうに考えれば、組織体としての行政に瑕疵があった場合に、それを国家賠償に当てはめるみたいに考えなくていいんじゃないのかな。やっぱり公務員個人の責任の基礎ではないですか。会社の代表取締役だって同じような立場にあるかもしれないけれども、そういうシステムをちゃんとつくっているかどうかだとか、リスク管理なりあるいはコンプライアンスの体制をちゃんとつくっているかどうかと、そういう観点から問われるわけでしょう。

■国の上告断念と高裁勝訴判決の確定

秋山　興味深い論点であるかもしれないですけど、この程度にさせていただき、次の論点にいきます。高裁判決の後、上告断念、それからそれに伴う諸問題の解決ということについて、河野先生からお願いします。

河野　平成四年八月二八日に高裁が結審をして、その後、我々弁護団としては敗訴者が出た場合にそれをどうするかということと、後遺症者、生存被害者の今後についてどうしたらいいかということについての検討が必要だという認識でした。それが課題だということを意識しながら、判決はいつだろうかと待つ状況になっていました。八月に結審をして、それで判決は早くても年が明けてからになるだろうと予想していたわけですけれども、一一月二四日になって、その二、三週間後、一二月一八日に判決を言い渡すという通知があり、結審からの期間の短さに驚いた記憶があります。そこで、判決を迎えるにあたってのいろいろな準備を大車輪ですることになりました。余談ですけれども、いろいろ打合せをした時に、一二月の末に判決を言い渡すというのは、裁判官善人説に立てば、これは被害者勝訴の判決であろうという大野先生の「解説」(?)があったように記憶しております。ただ、弁護団ではいろいろな場合の検討をしていって、最悪の場合、敗訴者が出た時にどうしようかということを原告団とも相談をして、敗訴者が出た場合には上告をするという方針で、上告用の印紙額を計算した表等も作成しています。

判決はご承知のようなことだったわけですが、判決を受けた段階で、内容を検討して、その時いちばん大きな問題は、すでに全員が障害年金を受け取っている状態であったので、この年金との調整がどうなるかということでした。国が上告せずに確定した場合には、年金との調整の問題にどのように対応するかということが、判決直後の時点で弁護団での議論に上っています。

判決については、敗訴した古川さんについて、上告をどうするかを検討し、古川さんの意向も確認して、結局上告したわけですが、古川さん以外については、原告団としては上告しないことを決定しました。国の上告があった場合には、必要がある人については附帯上告を考えるということを決めています。同時に、これは上告断念を国に働きかける活動をしたらどうかという意見があり、その動きを開始しています。判決後、年末にかかっていったわけですが、当時のメモなどを見ますと、いろんなところから状況を取材したりして、国側も上告について協議をしているようだという情報が入っていたわけですが、国の全面的な敗訴の判決であるし、どうも問題が問題であり、上告は避けがたいのではないかという見通しが伝えられていました。そのような経過の中で、一二月二四日に、弁護団としては古川さんについては上告を決定して、他の人については、原告側からは上告をしないという結論を出して、そしてこの方針を司法記者クラブで公表しました。また、これは上告断念を働きかけていた動きの一つとして、厚生大臣である丹羽雄哉氏に、上告の断念について面会して申入れをしたいと考えていたわけですが、ある弁護士が仲介に立ってくれて、丹羽厚生大臣との面会が実現しました。一二月二五日のことです。私どもの弁護団の中では、大野先生をはじめ山川、秋山両先生と私が大臣室で面会して、ワクチン被害の特殊性、後遺症者の介護、それから両親の老齢化による介護の深刻さなどを訴えて上告の断念と今後の対策が重要であることを強調しました。その際には、丹羽厚生大臣は、上告についてはいろいろな議論があって、決断はぎりぎりになるだろうけれども、上告の期限の一月四日には上告するということになると思う。しかし問題の所在は理解したので、被害者側とも今後のことについてどうしたらいいか協議をしたい、一月四日以降改めて弁護団と会いたいという話で、我々は帰って来ました。そういうことだったものですから、上告は避けがたいかなと思いつつ帰ったのですけれども、翌一二月二六日朝には国が上告断念を発表して、厚生大臣が談話を発表する。そして厚生大臣が記者会見で謝罪するという、被害者にとっても訴訟に踏み切った思いが正面から受け止められた形で、古川さん以外の原告についての国の法的責任がここで確定することになりました。

確定した後、損害賠償金を受領する時に、これは高裁判決が主文で命じていた仮執行金の返済方法について、厚生省と協議するということが最初にありまして、相殺に同意するかどうかという点についての協議の中で、障害年金の調整問題についても交渉をしました。協議の結果、一月一九日に、調整の方針が決まりまして、損害賠償の調整に関しては、障害年金と障害児養育年金については調整の対象にすること、医療費、医療手当については、これは調整の対象にしないということと、それから慰謝料については調整の対象にしないということになりました（全集1九七頁参照）。判決が認定した逸失利益と介護費の元本部分ですね、それから仮執行金の相殺分を引いた金額について調整の対象にするということになったわけです。実質的にはこの調整をめぐる交渉で、このような調整方針になったということが、かなり被害者のメリットになる形での決着になったと思います。その後、判決の確定を受けて、救済制度の拡充ということについて、厚生省との交渉をもち、一九九三年の三月から翌年にかけて、五回ほど厚生省と法律の改正についての議論をして、被害者側の要望を伝えるということをしました。その結果、予防接種法の大幅な改正が行われて救済制度の給付金額の拡充、それから接種の強制の廃止というような予防接種法の改正が実現することになったわけです。

秋山　まず原告団としては、上告はしないということを決め、それを記者会見で発表したということですね。

河野　はい。

秋山　この理由と言いますか、狙いというか、どういうことで上告をしないことにしたんでしょうか。十分満足、一〇〇パーセント満足できる判決だからということでしょうか。全額認容の判決ではなかったわけですね。勝訴した人について、ここで上告をしなかったわけですが、それはどういうことだったんですか。

河野　問題点としては、認容金額の問題と、それから損益相殺の仕方の問題というのがあったかと思います。しかし、判決内容について、いろいろな問題はあるけれども、いわば国側の上告を断念させるという方向のプレッシャーの一つとして、原告の側は高裁判決に従うということを、古川さん以外については判決に従うということをはっきりさせる目的で、それを決めて発表したということでした。

秋山　ともかく提訴から二〇年、ということで、やはり原告の側にも何とかここで、もう裁判を終わらせたいという意向が相当強かったですね。判決の中身を検討すると、損害額としてはもちろん満額認容じゃなく、損害額の計算の仕方について一〇〇パーセント満足できるものではなかったわけですけれども、ここで何とかして確定させたいというのが原告団の意向であったし、弁護団もそう考えていたということですね。

大野　理論上の問題よりは、いま言われたように、ともかく我々は被害者の方々の意見を最大限尊重しつつ進めてますから、被害者が疲れているということは非常によくわかってました。生存者原告にも安らかな時間を送りたいという気持ちが強かったです。弁護団は疲れたと言っても、やるならどこまでもやろうと、付き合おうという感じはあったけどね。

秋山　さっき言った損益相殺の問題点というのは、判決では、損害額については得べかりし利益について、五パーセント複利で中間利息を控除して接種時の現価計算をしているのに、すでに受け取った年金等を損害額から差し引くについては中間利息を控除しないでもらった額そのものを引いており、被害者側に不利な計算でした。そういう問題点はあったんですが、それよりは、やはりここで確定させるべきだという意向が強かった。

大野　我々としては、常にこの事件については先陣を疾駆していたわけで、ここで結論が出れば最小限この計算方式による損害額が全国の被害者に直ちに効力が生じてくるだろうと考えられたし、そうすればまたここで数年間かけて今までやってきたことを繰り返すより円満解決の道になるんだということは、被害者の方本人からも十分伺ったと、少なくとも思っています。

秋山　原告団、弁護団とも、何とかしてここで上告をさせないようにして、確定させようという、かなり意気込んでやった記憶があります。しかしそれは相手が受けなければ、どうしようもないことです。そこで一つには、丹羽厚生大臣に何とかして会おうとしたわけですね。

山川　丹羽さんには誰も直接つながらなかった。それで、私の友人の弁護士に相談したら、丹羽氏をよく知っているということで、しかも、非常に親しいとのことでした。予期してなかったことなんです。彼が直ちに丹羽さんにコンタクトをとってくれて、会えるようにしてくれたんです。

秋山　あの時は、とにかく大野先生に会ってもらわなければということがあって、その日ゴルフに出かけていた大野先生にゴルフ場から急遽帰って来てもらって。

廣田　ああそうか、ゴルフしそこなった。そうでした。

秋山　虎の門法律事務所の大野、廣田弁護士はゴルフをしていた。そこに、急遽、丹羽さんが会ってくれるというので、途中から呼び戻したんですね。

山川　僕は虎の門事務所に電話をして、直ちに大野先生を東京に連れて帰ってくれと連絡した。

大野　電話が来たものだから、僕は大急ぎでした。

秋山　そういう裏話もあるわけですが、あの時、丹羽さんは、さっきの河野報告にあるように、上告を断念するとは言わなかったですね。

大野　そうは言わなかったけれども、表情、その他全体の雰囲気としては、上告を断念するように努力する、と。やっぱり厚生省は、大臣が、おっしゃっていることはよくわかりますと言えばね、やっぱりだめでしたとは言えない。

山川　丹羽さん、僕たちに会った時は、先生、よくわかったけれども、大勢は上告するように動いているみたいなことを言って、ただし引続きチャネルをオープンに続けておきましょう、というようなことを言われたんです。だから確かに顔と口とはちょっと違っていたんですね。

秋山　この時丹羽大臣が決断したから、上告断念になったんでしょうね。この時のこと、丹羽さんが手記に書いています。

山川　丹羽さんの本に書いてある。

大野　『美しく老いるために』ですね。

河野　丹羽さんは、『美しく老いるために』という著書の中で、この予防接種事件の上告断念のことについて、大臣の側からの経過を述べている。丹羽さんとしても、非常にこの事件の内容と、この段階で上告をしないで決着させるということについての重要性をよく考えたうえで決断をしたこと、事務当局を説得したということを詳しく述べています。

秋山　まさに英断だったと思うんですが、記者会見で丹羽大臣が謝罪をし、それが全国に放送されましたね。それを原告の人たちはどう受け止めたんでしょうか。

河野　例えば吉原さんが、充君が亡くなった時に追悼の本をまとめていますけれども、その中で、厚生大臣が記者会見で談話を発表して、会見した後、自分の言葉で謝罪をした、このときのことにふれて、非常に喜んだこと、訴訟の大きな目的の一つが実現されたというふうに受け止めたと書いておられます。この裁判の終わり方、古川さんが残ったのですけれども、それ以外の集団訴訟がここで決着したわけですが、その終わり方として、このうえない終わり方だったのだろうと思います。

秋山　提訴から二〇年たって、厚生大臣がはっきり自分の言葉で間違ってましたと言って謝ったわけですから、それは原告にとっては大変大きなことだったと思います。

中平　それまで高裁段階で、国が負けていて、上告しないで、あのような事件を決着させるということは、私はあんまりなかったように思うんですね。いまはよく決着させますよね。その走りじゃないかと思うんです、どうですか。

大野　いまはありますけど、最近のことだと思いますね。その前はやってませんよ。

中平　ないですね。この事件が初めぐらいじゃないかなという感じがするんですね。

山川　あれは、私の友人の非常に正義感の強い弁護士が丹羽さんをよく知っていて、急遽、アレンジしてもらえたこと、それから丹羽さん自身も新聞記者の出身で非常に正義感というか、心暖かい、なかなか立派な政治家だったので可能だったんだろうと僕は思いますね。

■年金との調整・年金の改善

秋山　それからもう一つ、この判決後の処理として、大きな問題としては、年金との調整問題がありましたね。具体的に言うと、判決で損害賠償金を受け取った場合について、予防接種法に調整規定がある。損害賠償金を受け取った場合には、その部分について、障害年金が停止されるという条項が予防接種法にあるわけですね。それをどういうふうに適用するかによって、大変大きな違いがあるというので、それについて交渉して、結論的には一応被害者側に有利な調整方針を厚生省に決めさせたということですね。

河野　そうです。

秋山　それはさっき言ったように、調整対象はあくまでも得べかりし利益と介護費の元本、元本というのは接種時現価に引きなおした元本であって、それに対する遅延損害金は当然対象外ということですね。それから慰謝料は入らない。この事件の場合、接種時から判決が確定して損害賠償金を受け取るまでにかなり長い期間であったので、人によって違いますけれども、その間の遅延損害金が年五分で、相当の部分を占めています。この年金調整、人によっては年金停止期間が長い人もいたわけですけれども、最小限に抑えたということです。

あと年金制度の改善というのがありました。これはさっきおっしゃった厚生省との交渉の中でやりました。この高裁判決を契機に、年金が改善されたということがあります。これはどういう内容でしたか。

河野　この高裁判決の確定を受けてのその後の厚生省との交渉は、実際は弁護団が被害者、原告の代理人という立場で交渉した。その交渉の結果、予防接種法の大幅改正、抜本的と言っていいほどの改正が実現した。その大きな成果の一つが救済制度、被害者に対する給付の拡充です。これは確かその当時、介護加算を含めると倍額近い給付金額、年金額の増額だったと思いますけれども、その点と予防接種法の接種の仕方についての改善、接種義務の廃止というようなことから始まる予防接種制度そのものの改善ということと、その二つが高裁判決の社会的な、裁判当事者以外に対する大きな影響だったと思います。

秋山　この種の集団訴訟というのは、問題提起型訴訟でもあって、原告それ自体の救済ということもありますけれども、それを通じて予防接種制度を改善するという狙いがあり、さらには原告になってない人たちの救済をも図ることにもなりました。年金制度もかなり大幅に改善させて、訴えを起こしていない人についても非常に恩恵があったということですね。

■古川氏の敗訴と上告

秋山　次は、古川氏だけが敗訴し上告をしたわけですが、その最高裁での展開、それから最終解決までについて廣田先生からお願いします。

廣田　古川さんはどうして負けたかと言うと、昭和二七年一〇月に種痘の接種を受けています。国家賠償法には民法の不法行為の適用がありますので、不法行為の除斥期間というのが決まっていて、これが二〇年であるとされている。不法行為の時から二〇年たつと権利は消滅するというのが一般的な解釈でありました。東京高裁も、二〇年以上経過した昭和四九年一二月に古川さんが提訴した、一年ぐらい確か遅れていたと思うんですが、提訴したことに対して、除斥期間の経過でもって、もう古川さんの請求権は消滅したと、こういう理屈で古川さんを敗訴させてしまったわけです。実は、除斥期間については、平成元年一二月二一日の最高裁判決がありまして、除斥期間というのは行為の時点から二〇年たつと一切権利がなくなる。除斥期間を主張することが権利濫用となる余地はないんだとされております。時効ですと、時効の援用は権利濫用と言えるんですけれど、それも言えない。まったく門戸は閉ざされる、除斥期間にかかっちゃうと門戸は一切閉ざされるというのが平成元年の最高裁判決の考え方でした。東京高裁判決もそれに従ったということです。

しかし考えてみれば、接種から二〇年経過した昭和四七年までに訴訟を提起しなかったとはいえ、まず、昭和二七年当時は、なぜ古川さんにそういう障害が出たのかと、その原因すらわからなかったのです。両親は少しでも子供さんの症状が改善すればいいと思って、あっちこっちの病院へ駆け回っている。とても国に損害賠償を提起するなんていうことは思いもよらなかった。ようやく確か何年か後に初めて広島県立医科大学病院（現在の広島大学付属病院）に子供さんを連れて行った時に、これは種痘による影響かもしれないということが医者から告げられています。ここで種痘との関係は知らされたわけですけれども、それでも果して国家賠償ができるかどうかなんてことはわかりはしない。昭和四五年になってはじめて閣議了解があって予防接種被害者に一定の見舞金が支給されるということになったのですけれども、それだって別に国が責任を認めたものではない。そんなことで除斥期間、二〇年たったからもうあなたは一切権利がありませんという判決にはものの道理としてとても承服しがたい、と。原告団も古川さん以外皆さん勝ったわけですから、古川さんの訴訟を応援しようと、こういう体制ができまして、確か河野先生が古川さんの両親ともよく打合せをして、上告をするという結論が出たのです。

平成五年三月二四日に上告理由書を提出しました。この論旨は、平成元年の除斥期間に関する最高裁判決をなんとか打破しなければいけないということで、いろいろ工夫を致しました。一つは、控訴審判決は、除斥期間によって権利が消滅すると解釈するとしても、それをもって正義と公平の理念に反するとは言えないと、こう言っておりますので、果してそうだろうか。まさに正義と公平に反するんではなかろうか、ということを論じました。それからまた、何とか二〇年の壁を破りたいということで、だいたいその国が加害者である、加害者の行為によって訴訟提起が二〇年間妨げられてきたんだ、と。そういう場合には除斥期間で消滅すると言えないんではなかろうか、という議論も編み出しまして、上告理由書に致しました。その上告理由書の提出をしたわずか一週間後に、大野先生が最高裁判事に就任された、こういう経過になります。

■最高裁判決

廣田　それから約五年たちまして、平成一〇年四月一七日に、第二小法廷は古川さんの事件について口頭弁論を開きました。口頭弁論の期日の通知があったのは、平成一〇年二月三日ですから、ほぼ約五年後にようやく最高裁の門戸が少し開いたということになります。そして六月一二日には、第二小法廷判決は、事件を東京高裁に差し戻すという判決を致しました。福田博裁判長、外務省出身の方です。大西勝也、根岸重治、河合伸一の各裁判官。大西さんは裁判官出身だし、根岸さんは検察官出身ですし、河合さんは弁護士出身です。判決の内容は、我々が言っていた理屈とは少し違うんですが、やはり加害者の不法行為によって心神喪失の常況となり、長い間権利の行使が妨げられてきた。その場合にまで除斥期間によって権利は消滅するというのは、正義と公平の理念に反する、こういうような理屈でありました。この判決は、平成元年の除斥期間に関する判決が完全に門戸を閉ざしたものであっただけに、除斥期間の壁にほんの小さな穴が開いたという感じだったわけですけれども、その後、正義と公平の理念ということで、何件か、除斥期間が経過しても権利は消滅しないという判決が出されております（中国人強制連行国家賠償請求事件東京地裁平成一三年七月一二日判決・判例タイムズ一〇六七号など）。そういう意味でも、非常に先端をいった判決であったと言えると思います。古川さんの事件は東京高裁に差し戻されまして、平成四年の東京高裁判決で勝訴した他の原告の人たちと同じ基準で平成一一年六月二九日に和解が成立しました。

秋山　判決は、除斥期間満了当時、この人は意思能力がなく後見人もいなかった。したがって適法に権利行使ができなかった。それだけではなくて、その権利行使ができなかった原因はまさに相手方の国によって起こされたものである。そういう極めて限定された場合について、除斥期間で排斥するのは正義と公平に反する。かなりそういう絞り込んだ工夫をした判決だったですね。

最高裁がこういうことで差し戻すということは、我々としては正直言って非常に難しいと思ってました。弁論が開かれるまでは。

廣田　思ってましたね。それは平成元年の判決が変更されない限り勝つ見込みがないということになるわけです。では、変更される可能性があるかと言えば、まったく……。

山川　最高裁の弁論の通知が来るまで五年かかりました。

秋山　だから非常に難しいと思ったわけですね、我々も。ただ、最高裁の判決の論理というのは、基本的には我々が主張していたことじゃないですか。

廣田　そうですね。意思能力がないという点も主張してました。

大野　意思能力がないことについて、国が責任がある。だからそこをかぶせて。

廣田　両方かぶせたわけですね。

秋山　平成元年の最高裁判決が非常に障害になったわけですが、それにもかかわらず除斥期間経過を認めなかったということなんですね。一人だけ敗訴していた古川さんを、最高裁は勝訴に導いた。それで結局、全員が救済される結果を、裁判所がもたらしたということです。

廣田　そうです。

秋山　この最高裁判決の影響は、少しあとで議論するとして、この判決そのものについて、何かコメントございますか。この判決には少数意見がついていましたね。

廣田　河合裁判官の意見及び少数意見というのは、多数意見よりももっと強く救済を主張しています。期間経過の一事をもって直ちに権利行使を遮断するべきではないという見解です。

秋山　そうですね。

中平　判決のような穴のあけ方では小さすぎるという。

廣田　時効だと言っている。河合裁判官は、ドイツその他の国の例からいっても、この二〇年という、民法七二四条の期間制限は除斥期間と解すべきでない、むしろ時効である。したがって、時効の援用と同じように、その権利の行使が濫用にあたる場合ならば、二〇年過ぎても本来の権利行使を認めていいんじゃないかと、こういう意見だったと思います。

秋山　大野先生、上告理由書提出とほぼ同時に先生は最高裁判事に就任されて、もちろんこの事件がかかった第二小法廷じゃなくて、第三小法廷におられたわけですけれども、最高裁にお入りになって、この事件のことも気掛かりだったと思うのです。この事件の帰趨と言いますか、それについてどういうふうに思われていたか、お話しいただけますか。

大野　非常に忙しかったものですから、これだけを気にしていたというのは言い過ぎではありますけれども、私は幸いなことに、自分が任官するまでの一年間でほとんど大きな事件、自分が受任していた大きな事件を終えていましたので、これだけが一人ではあるけれども、心に残った事件だったわけです。むろんこの事件のことを担当している裁判官、それから調査官に聞くとかなんとかいうようなことはしませんでしたけれども、どうも事件の動きについてはかなり基本的に考えるんじゃないだろうか。何故ならば両方に和解を勧告していました。だいたい除斥期間などというもっとも基礎的な法概念について、最高裁判所が下級審でまったくサポートされてないのに、弁論を開くということは非常に稀なこと、大変稀なことであったわけです。最初にその判決を聞いた時に、はあーん、そこまでやるの、という感心、感嘆した記憶があります。判決は私が弁護士に戻ってからのことですが。事実、最高裁の建物の中にいると、ああいう判決を書くのは大変なんですね。しかも、裁判官の構成が第二小法廷は当時四人だったわけです。そのうち三人までが多数意見を構成しているわけですが、河合裁判官の意見及び反対意見というのがいまご説明があったように、よりもっと激しく、激越どころか、激烈な正義の声まで上がっているわけです。事実を私が見れば見るほど、除斥期間を平成元年判決のように解釈することは無理で、いつの日にか変わるべきものだと思っていましたけれども、四人の裁判官は全部平成元年の最高裁判決に従っていくだろう、あの問題はあとを引くなあということと、まあ被害者のうち一人はしようがないかなあと思っていたところが、最高裁のお陰で全員勝訴ということになりました。これはなかなか画期的なことで、公害・薬害事件ではどっかが欠ける場合が多いんですが、次々と、各審級ごとに事件が発展していったという、その発展がこのワクチンの被害者自身およびその父母のためになされるように、平成元年と違った判断が出てきているということは、この事件の与えるショックがどんなに大きかったかということを示しています。あとは内部のことはお察しいただくよりしようがないと思います。

秋山　我々からみても、この判決は非常に衝撃的で、極めて画期的な判決だったわけですけれども、元最高裁判事のお立場からしても、やっぱりこれだけの判決というのは。

大野　ええ、そりゃ、事件を扱っていたとして、稀にみることだと思います。

中平　調査官がこれと同じ意見を書いていたとは思えませんね。調査官は従来の考え方に従っていては、こういう調査報告書を書けません。

大野　書けません。これ、見れば、調査官が書いたものじゃなくて、裁判官が書いたものですね。それだけスパッと切れてますので。

秋山　この事件について、第二小法廷がここまでやったのは、やっぱりこの事件の事実の重さなのでしょうね。

大野　ええ、そうですね。

■ 最高裁判決の影響

秋山　除斥期間制度についての平成元年判決が不当だというよりは、このケースについて、そういう形で退けるのはあまりにもおかしいということだったのではないでしょうか。

それであともう一つの論点は、この判決のその後の影響です。この除斥期間に関する最高裁判決のその後の影響について、ちょっとお話いただければと思うのですが。

廣田　先ほど、皆さん方がおっしゃっていたように、要するに意思能力がなくて、権利行使ができなかった、そういう能力を喪失させたのは加害者である、そういう場合に除斥期間の経過によって権利は消滅しないということで、この判決自体の開けた穴は非常に小さかったんだと思うんですけども、その後、新聞報道等によりますと、いくつか除斥期間を突破して二〇年経過後でも権利行使を認めたという下級審の判決が出ているようですね。その場合にも、やはり正義と公平の理念に反するとして除斥期間の適用を排除しています。

秋山　民法七二四条は除斥期間ではなく時効を定めたものだとする下級審判決もありました。平成元年の最高裁判決以前はね。

大野　いま挙がってるような除斥期間の適用を排斥した事件について、国が上告すれば、いずれは大法廷で判例が変更になる可能性があるんじゃないかと思います。

廣田　本来、この古川さんの最高裁判決も事実上の判例変更じゃないんですか。要するに、平成元年判決を前提にして、一歩進めると。こういうんだと判例変更にならない。

大野 ならない。あたかもその判例に従いつつ、判例が変わって、むしろ法的論理の問題です。法的マジックですよ。

河野 平成元年判決は、小法廷判決なんですよね。

廣田 そうなんです。

河野 どうしてああいう判決を小法廷でやったのか。かなり重要な、重大な判断だと思うのですが……。

廣田 平成元年判決の事案は可哀相な事案ですよ。不発弾の爆破処理を手伝ったと言うんでしょう。

山川 心神喪失の後遺症ではなかったですか。

廣田 重大な後遺症が残っていますが、心神喪失ではない。

山川 そこが本件とはちがった。直接この判決とは関係ないんだろうけれども、最近、国際法の分野でも、人道に対する罪などでは時効期間はそもそも認めないという、五〇年でも六〇年でも、戦時犯罪についての責任を追及するというのは新しい動きなんでしょうか。僕も詳しくはフォローしてないけれども。先生、そういうのと、本件とは直接には関係ありませんか。正義と公平というと多少つながる面です。

大野 まあ直接はないですけれども、ハンセン病事件なんかはつながりますね。古川さんの事件の判決がなくて、熊本地裁があんなにすっぱり判決が書けるかと言えばちょっと書けないでしょうね。しかもその判決が確定しているのですよ。

山川 そういう意味では、ワクチン事件はまず上訴しないという先例を生み出したし、ハンセン病事件はまさにそうです。小泉さんに、控訴しないといういい先例をつくってあげたわけだ、丹羽さんは。我々の事件は、今回ハンセン病事件の総理による控訴断念の先例にもなっているし、それから除斥期間の考え方が、一審判決の考え方の支えにも多分なっているわけです。

■ 事件を振り返って——審理の方法

秋山 最後に、この事件を振り返って少し感想めいたことをお話しいただければと思いますが、その前に多少反省的に、こういう複雑大規模訴訟の審理あるいは立証活動と言いますか、そういったことについて何かコメントいただければと思います。

最近、民事訴訟法の改正と運用改善で、一般の事件については相当審理が効率的になって事件処理も早くなっているわけですが、いま課題になっているのは医療過誤訴訟等も含めた複雑でかつ大規模な訴訟が五年もかかる、あるいは一〇年もかかってしまうことがあるということで、何らかの工夫が必要じゃないかという問題が提起されていて、いま(二〇〇一年一〇月現在)法制審議会で民事訴訟法の再改正を検討しています。そのへんを議論していただきたいんですが。まず審理をうまく進めるという意味で何か振り返って、ご意見はありますか。

中平 問題提起の段階で、どうにもならなかったという、相談する人がいなかったんですね。

秋山 訴えの提起から軌道に乗るまで、やっぱりこの事件ですと、時間がかからざるを得なかった、訴えを提起してからいろんな資料を集めたり、専門家の話を聞いたりというふうにならざるを得なかったということですね。

中平　いま最高裁で、鑑定人推薦委員会が発足して、鑑定人の選任が円滑になるような工夫がなされていますが、ちょっと私ね、例えばこういう予防接種禍訴訟について、裁判所が選任する鑑定人に頼んで大丈夫かなあ、という感じがするんですけどね。

秋山　この事件で言えば、専門家というのは双方それぞれが自分に有利と言いますか、自分が適当だと思う専門家を証人に立てて立証しています。それぞれが、同じ論点について。それを裁判所がどちらを信用できるかということで判断したと、こういう仕組みですね。

廣田　この事件等はね、要件事実はそんなに複雑じゃないかもしれない。しかし、実際の争点は非常に複雑でしょう。そういうのが予めきちんとわかっているのであれば、訴訟促進がスムーズにいくと思いますけれど、訴訟を進めているうちに一審ではここが争点になり二審にいくとまた別なところが争点となる。また、上告審では、除斥期間が、除斥期間というのは昔からあったけれど、また争点が違ってくる。そういうような事件の訴訟促進というのは、ちょっと普通の事件とまた別なんじゃないかと思います。

秋山　そうでしょうね。つまり、当事者が努力すれば最初のスタートの時点ですべてがわかるというような事件であれば、そこで効率的に資料を収集し、やれば早くできるわけです。

中平　私の能力不足ということもあるんですが、日本にこんなにこの道の専門家がいらっしゃるとは知らなかったですね。それで私が知らなかっただけじゃなくて、吉原さんも知らない。

秋山　それとこの事件はやっぱり論点が多いですね。例えば、種痘からはじまって、予防接種の種類だって多いわけですし、一審ではそれぞれの専門家が証言したことになります。そういうのを、例えば、いま最高裁の鑑定人推薦委員会がやっているように、あれは基本的には医療過誤とか、そういうものを念頭にしたものであって、こういう非常に難しい事件を念頭に置いたものじゃないと思うんですけれども、裁判所の委員会が公正な人を鑑定人候補者として選定するというようなやり方でやったらどうなったんでしょうね。例えば、因果関係について、裁判所が公正中立な人であるということで一人の人を選んで、その人に鑑定をさせていたら、どうだったんでしょうか。

河野　それはもう全然だめだったと思いますよ。

秋山　例えば、国側の証人になった平山宗宏さんや木村三生夫さんが鑑定人に選任されて、結局、因果関係をすべて否定されたということでしょうか。

中平　その可能性は高いでしょう。

山川　日本の場合には、いろいろな専門家というのは、国に関係した公的な機関にほとんど集中しているんですね。大学の場合も国公立大学はそうだけれども、予防接種の場合だって、予研（予防衛生研究所）でしょう。予研に、国側は専門家が全部揃っているわけです、各ワクチンごとに。国が被告の場合には、国は自ら有利な証人を入手するのに、国立大学だって公立大学だって、ひょっとしたら私立大学だって厚生省の権力を行使してね、みんな嫌々ながらであっても証人として出てくれるわけですけれども、原告はそのアクセスが非常にないのです。国の機関などにいた場合に、まず彼らは原告側に立つのをためらう。よっぽど変わった人か、よっぽど勇気があるか、良心的な人か、そういう人でないと協力してくれないです。

大野　弁護士もそうです。

山川　僕はね、秋山さん、サリドマイドの時だって同じ感じがしたでしょう。それから、多少違うんですけど、大型の航空機事故なんかをやって、例えば航空機会社あるいは保険会社を相手にする場合、アメリカは民間の専門家というのはいっぱいいるんですよ。かつて大学なり、軍なり企業なりにいた人が、民間でコンサルタントとして自分の専門知識を売っている、裁判の証人になることをいとわない。それをひょっとしたら商売にでもしかねないような専門家というのは、いっぱいいるんですよ。だから、専門家証人探しにアメリカへ行ったら非常に楽です。日本では、いても防衛庁だったり、あるいは飛行機メーカーだったり、何とか大学だったり、予研だったりして、だいたい国民の側が専門家を見つけようと思ったら、ものすごくたいへん。大組織、大インスティチューションにしかくっついていないんですよ。これは日本の官優先社会の反映なんだろうと思うんだけれども、民に専門家がいないんです、ほんとに。民にいるとしたら大企業にしかいない。ソロでやっていて、一流の専門家が依頼されたらどちら側でもやるという人が非常に少ないですね。だから原告になった場合、医療過誤だってそうだし、公害だってどの事件でも、原告は専門家を見つけるのに苦労するわけですよね。

中平　弁護士もそうですよ。私のところへ相談に来るのに、やっぱり断られたそうです。誰に断られたか知りませんけど。

秋山　それとこういう事件ですと、もちろん原告側にとっては鑑定人探しが非常に難しいんですけども、かといってこういうケースを、じゃ裁判所に選んでくれと言ったら非常にまた問題が生ずるわけですね。医療過誤のように、専門家の間では一定の知見が確立していて、誰に頼んでもだいたい同じような結論が出る可能性があるようなものは、まさに公平な人を裁判所が選んだっていいかもしれない。だけどこのワクチン禍のように、予防接種と副作用の因果関係なんてのは、まだまだ未解明であって、まさに最先端の人、白木先生しか解明できないような問題があるわけでしょう。そういうものについてはやっぱり原告側がそういう人を探してきて証言してもらい、それに対して相手方も専門家を立てて論争をする、そして裁判所が判断するというような形で証言なり鑑定をしないとまずいんじゃないか。

山川　法制審というか、最高裁が考えている大型の民事訴訟というのはどういうのを念頭に置いているわけ。

秋山　ついでにご意見を伺おうと思いますが、現在法制審で検討しているのは、専門委員制度と言うものです。裁判所は前の民事訴訟法全面改正の時から、とにかく専門家の活用をしたいと言っているわけです。争点整理などについて、専門家を活用しようということをかなり言ってるわけです。その類型は基本的には医療過誤とか建築紛争とか、そういった領域ですけれど。とりあえず僕は、医療過誤なんかは、いま最高裁が進めているように、専門家が見つからないというんだったらそういう見つけやすい対策を講じることが大事だと思うんですが、ワクチン禍のようなこの種の事件では、当事者が専門家を見つけてくる訴訟のやり方が正しいんじゃないかと思います。

中平　しかし、難しいですよ、こういういろんな形で。地方にいたらもっと難しかったと思いますよ。

廣田　難しいでしょうね。

秋山　あとまたもう一つの論点が計画審理です。あらかじめ審理の計画をたて、判決に至るまでのだいたいの見通しをつけてやろうという、それを法改正でできないかという。

廣田　集中審理ですね。

秋山　集中審理も含めてなんですが、この事件でも一応計画審理をしましたね。

河野　かなり争点が整理された段階では、証拠調べは双方出して計画的にやりました。

秋山　証人調べそのものは非常に計画的にやりました。予め期日をいれておいてね。それは地裁も高裁もそうでした。

河野　ただ、このワクチン禍のような事件の場合には、やはり最初の段階で、そういう全体の見通しをきちんと立てるということは、裁判所にも原告側にもそれは無理なんで、最初にそういう枠組みをつくって、ある一定の何かスケジュールの中でやるというようなやり方は、それこそ本末転倒になるんじゃないかという気がしますね。この事件ではやっぱり、最初はほんとに心もとなかったと思うんですけども、可部さんが、いろいろ整理すべき点やきちんと議論を主張・整理してもらわなくてはならない点があるけれども、ともかく進めようということで、動かしてくれたということが重要であったと思います。そういう点で、やはり裁判官に恵まれたということがあります。この事件の取り組み方が、ともかく進行させなくてはいかんということで、我慢して付き合ってくれたこと、それがこういう事件については必要なのではないかという気がします。

秋山　この種の訴訟は、ある程度調査が不完全でも訴えを提起して、進行しながら争点を整理していかざるを得ないタイプの事件であることは間違いありませんね。ただ、この事件だって、五つの過失を具体的に主張しようと決意してから、その準備書面を最後まとめるまでは一年です。一年でやったわけだから、相当密度濃く、準備をしたということはあると思います。

中平　率直に言って皆さんが努力して、こういうふうにまとめてくださったんですけれども、私自身は、ほんとかなあ、ほんまかなあ。なんか仮想現実みたいな感じがしないでもないですね。

■予防接種訴訟を担当して

秋山　最後に、それぞれに本件訴訟をふり返って、何でも結構ですので感想を何か述べていただけますか。

中平　まったく皆さんのお陰でここまで、つまり、完璧なまでの目的を達し得たことを振り返って、何といって喜んでいいかわからない。この事件に取り組むことができてほんとに感激の至り、そういう感じです。

大野　ともかくプレーヤーの一員として考えれば、皆さんよくおやりになったと思って感心しています。だいたい僕も二、三、こういう事件、こういうって公害じゃありませんけど、やっても、大人数のうちに、あんまり働かない人がよく出て来るんですよね。そうするとバラバラになてしまい、かえって手間隙時間がかかるだけで、これで共同弁護なんだかどうか、疑問であることなきにしも非ずでしたが、本件ではそういう点を乗り越えて、実によく適切な証拠収集、あるいは尋問等が行われたことを弁護士としては喜ばしいと同時に敬意を表したいと思います。その力をもったうえで、ワクチン被害という科学的にも未解明なところにどうやって論理を立てていくかということが、非常に幸せなことでしたが、出てきた課題のほとんどすべてをこちらは克服していった。それは何も科学的な問題だけではなくて、法律についてもそうで、新しい問題を次々と解明し、あるいは攻撃に使い、あるいは防禦に使ってやれたということ、また、東京弁護団は、結局最後のときは突貫するのは我々であったし、それは決して役に立たないものではなくて、後続の道を切り開いたということも多少皆さんとともに、やや自慢気かもしれないけども（訴訟をやって自慢気にならないで終わるなんていうのはよっぽどサボっている人以外にはそういうことはないんですね）、そういう点では一緒に働けて喜びを感じた、そう多い数ではない事件の一つに入ると思います。挙げ句の果てに、遂に最高裁に至るまで全員完全勝訴というのは、これまた私自身の事件の記録ではあまりないことで、大いに原告にご苦労といいつつも、有り難いという気持ちもします。いわんや共同でやって来た方々にはそういう気持ちをもって、終わってからも、私の手を離れてから九年ぐらいになりますけれども、ご一緒できたことを喜ばしいと思っています。そして偶然とはいえこの事件がやれたというのは、一口に言って弁護士冥利に尽きると思います。

廣田　私は大した役割は果して来なかったと思うんですが、中平先生、大野先生のお話を伺うと、なるほどワクチン禍訴訟というのはけっこう意義深い訴訟だったんだなあというふうに、今更ながら思っています。ただ、こういう事件で被害者の方たちのその苦悩から見ると、裁判の役割というのは極めて限られたものであると、そういう限界も私はなんかドライなせいか感じるところが多いです。月並みですけど、皆さん方にいろいろこの事件を通して教えていただいたということには感謝しております。

山川　吉原先生の『私憤から公憤へ』を読ませていただい

たところから始まり、中平先生がこの裁判をいちばん最初にお引受けになった時の、これは国が間違っている、救済すべきであるという思いが最後に全員について叶えられた。東京地裁の一審判決、東京高裁の判決、それから古川さんの最高裁判決、それぞれのところで裁判所が新しい考えを一所懸命打ち出してきてくれて、それで全員救済に至った。中平先生の最初の思いが、そういう意味では実現されたわけで、非常に画期的なことだったと思います。私も有能な、かつよく仕事をされる弁護団の先生方と一緒にこの事件を担当できたということを非常にうれしく思っています。裁判所が、地裁から最高裁まで、予防接種の問題、予防接種禍の救済について、節々で重要な判決を出してきて、画期的なシチュエーションを開いていったこと、最高裁は、あんまり誉められることないんですけれども、少なくともこの分野に関して言えば、非常に重要な役割を果した。それはやっぱり十分な敬意に値することじゃないのかなあというふうに思います。

河野　私は弁護団の末席を汚し続けてきたわけですけれども、この事件が係属している長い期間、先生方と一緒に仕事をしていろいろ学ぶことができたことは、私が法律家として生きるうえで、大変大きな意味があったと考えています。振り返って、地裁、高裁、最高裁と、それぞれ大きな、重要な意義のある判決が得られたことももちろんですが、「被害者には気の毒であるが、法的責任の追及は困難である。」とされていた「通念」を打ち破り、予防接種行政についての国の法的責任を明確にして、司法に最後の望みを託した被害者の思いを、法によって実現するお手伝いをすることができたことは、私にとって何よりも幸せなことであったと感じています。個人的に言えば、やはり最初、可部さんにいろいろ釈明を求められて、ディック証言の後、それではどう進めるかという段階で、いわば如何ともしがたいと言いますか、中平先生と私でこの事件を進めていくのはこれはとても難しいと、そういう事態に立ち至った時がやはりいちばん苦しかったかなあと思います。それこそ大野先生はじめ先生方に加わっていただいて、今の弁護団体制になって、それで仕事を進められるようになってからは、ともかくやれるだけのことをやれば何とかいくかもしれないという気持ちで取り組むことができました。

廣田　私にとっては、やっぱりいちばん苦しかったのは、高裁判決前だったかもしれませんね。あの時は何人か負けるのではないか。全部は負けやしないけど、何人か負けるのではないかというような感じがしましたね。

山川　敗訴者がでた時、勝訴者が救済の約束をどうするかなんていうのを議論した時は、確かにそうだったね。

秋山　私自身も、この事件を担当できたというのは、弁護士として本来やるべき仕事を、もっともやるべき仕事をやらせてもらったという実感です。それはやっぱりこの事件が非常に重い事件だったということですね。被害の重大性、どうしても救済しなくてはいけないという、この深刻さ、これがこの事件のもっとも根底にあるというか、もっとも本質的な部分だったと思うのです。何とかして救済しなければならない。弁護士としてそういう課題を与えられ、これをどうしても克服しなくてはいけない、そういう役割を我々は与えられたわけです。それが結果的にすべてクリアできた。もともと非常に難しかった。簡単な事件ではなくて、ある意味では絶望に近いところから始めたわけです、中平先生も。それが全員が救済される結果をもたらすことができた。弁護士としてはほんとに大変な成果であるし誇っていいことであるし、こういう結果をもたらしたのは非常に幸せなことだと思っています。将来、生涯を振り返ったとき、私にとっての最大級の事件であったときっと思います。

そして、もう一つの感想としては、これは裁判をめぐる壮大なドラマであったと思います。裁判所の役割、あるいは弁護士の活動も含めてですけれども、司法が非常に重要な役割を果たしたという点で特筆されるべき事件ではなかったかと思います。被害の深刻さを、我々も含め裁判所がちゃんと受け止めた。ほんとに深刻に受け止めた。そしていろんな議論、いろんな知恵を出しながら、いろんな形で救済を図ろうとした。一審は損失補償という形で何とか全員の救済を図ったわけですし、高裁は非常に大胆な過失責任を認めて救済を図りました。最高裁は最高裁で非常に難しいところを、針の穴をくぐるようにして判決を出して、最後の一人まで救済したということです。そして、その節目節目で、他の個別事件で最高裁が予防接種被害者の救済という観点でいろんな工夫をして、インフルエンザ判決なり、小樽種痘禍事件の判決を出し、集団訴訟での救済の足がかりを作っていったということで、これほど裁判所が真剣に被害者救済に取り組み、しかも知恵を出して救済を実現させたということは他にないのではないかというふうにすら思います。そういう意味で、この事件は、誰か後々この記録をもとに、あるいはこの事件を取り巻くいろんなドラマがあったわけですけれども、そういうものを材料にして一つの裁判小説を書くに値するものではないかと思います。そして、その主命題の一つは、「裁判所は如何に役割を果たしたか」ということになるのではないでしょうか。

河野　「損害賠償と損失補償の谷間」に放置され、法的な救済から見放されていたワクチン被害者の苦悩とその訴えを、司法が正面から受け止めて、「私憤から公憤へ」と弛むことなく活動を続けた原告となった人々の期待に応え、法にもとづく被害者の救済と予防接種制度の改革を実現したことは、この裁判が果たした大きな役割であり、特筆すべき成果であったと改めて感じています。

〈編者紹介〉

秋山　幹男（あきやま　みきお）

弁護士・筑波大学法科大学院教授

河野　　敬（こうの　たかし）

弁護士・早稲田大学大学院法務研究科教授

小町谷育子（こまちや　いくこ）

弁護士

ポケット双書

予防接種被害の救済 —国家賠償と損失補償—

2007年1月25日　第1版第1刷発行

5604-01011　p192：Y1000 E：b100,020

編　者　秋　山　幹　男
　　　　河　野　　　敬
　　　　小町谷　育　子

発行者　今　井　　　貴

発行所　株式会社　信山社

〒113-0033 東京都文京区本郷6-2-9-102

Tel 03-3818-1019

出版契約 5604-01010　Fax 03-3818-0344

印刷・製本／松澤印刷・大三製本

ISBN978-4-7972-5604-8　C3332　分類 323-904-c011

ISBN4-7972-3236-6　C3332

◇第一線の執筆者による最先端の憲法論◇

憲法の現在《いま》

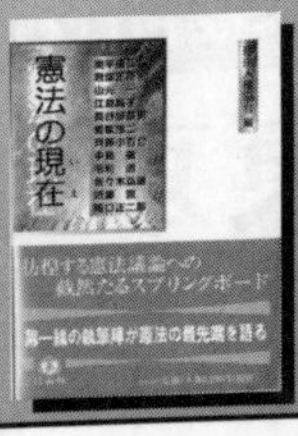

自由人権協会 編　　本体3,200円（税別）

2005年11月刊行